SANTO REMEDIO

CONSULTA CON DOCTOR JUAN

SANTO REMEDIO

Cientos de remedios caseros llenos de sabiduría y ciencia

DOCTOR JUAN RIVERA

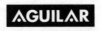
AGUILAR

Santo remedio
Primera edición: julio de 2017
Tercera edición: septiembre de 2017

© 2017, Dr. Juan Rivera
© 2017, Penguin Random House Grupo Editorial USA, LLC.
8950 SW 74th Court, Suite 2010
Miami, FL 33156

www.megustaleerenespanol.com

Fotografías del autor: Univision Communications Inc.

Los títulos y logotipos de Univision son las marcas registradas de Univision Communications Inc.

ISBN: 978-1-945540-16-5

Printed in USA

Penguin
Random House
Grupo Editorial

A mis padres, Carmen y Juan Manuel,
quienes me enseñaron a encontrar la felicidad
en la sonrisa de los que me rodean…
que no existe mayor satisfacción que
la de amar, respetar y servir al prójimo.

Índice

SECRETOS PARA TENER A MANO

ÍNDICE POR SÍNTOMAS O DOLENCIAS

Introducción

No sé a ciencia cierta cuándo cambió la actitud de mis pacientes. Lo cierto es que de un día para otro muchos de ellos, sin conocerme bien aún, comenzaron a decirme: "Doctor, quiero que sepa que, independientemente de los resultados de su examen, no pienso tomar medicamentos".

Al principio me chocaba: era inaudito que un paciente me dijera de entrada que no pensaba seguir mis recomendaciones en cuanto a los fármacos que debía tomar. ¿Quince años estudiando el cuerpo humano, su funcionamiento y las formas de curarlo para terminar recetando miel para la tos, bicarbonato de sodio para la acidez y té de maracuyá para dormir? ¡Dios mío! ¿Entonces mi bisabuela, mi abuela y mi madre también podrían fungir como doctoras? Recuerdo que cada vez que tenía gripe, ellas me aplicaban en el pecho cuanto emplasto existía, y cuando niño me correteaban por toda la casa para que tomara una cucharada de aceite de bacalao, que siempre me negaba a tragar por el sabor tan feo que tenía.

El remedio que más recuerdo fue la cura "infalible" de mi abuela: ella me juró que si me aplicaba en la cabeza todas las noches la baba de la planta de sábila se detendría la caída del cabello. Y así lo hice… Me sometí a aquel ritual todas las noches que hacía que mi cabeza oliera a ratón muerto, pero solo tienes que ver mi foto para conocer el resultado…

Cuando reflexiono sobre ese cambio en el pensamiento y sentimiento de muchos pacientes, se me ocurren algunas posibles causas parciales. Los comerciales en televisión sobre diferentes medicamentos eran de este estilo: "Si quiere aliviarse de su dolor de cabeza, pregúntele a su médico por *idiotril*. Este aliviará sus síntomas; sin embargo, puede causar caída del cabello, ronchas en la piel, dientes amarillos, diarreas incontrolables, insomnio y cáncer de cualquier tipo". El anuncio mismo puede convertirse en una terapia para el dolor de cabeza, o sea, hace que el dolor se sienta como un problema menor en comparación con el riesgo de tomar *idiotril*.

Me parece que otro dato importante, que parcialmente explica el cambio en la manera de pensar de muchos pacientes, es el costo de los medicamentos. Todos hemos leído historias de personas en Estados Unidos, el país "más avanzado" del mundo, que no pueden pagar por sus medicinas, que tienen que escoger entre pagar su casa o pagar por sus terapias. Cuando alguien tiene un ataque de asma o una bronquitis y le pretenden cobrar $300 por un inhalador, estoy seguro de que primero va a inhalar vapor y untarse Vick Vaporub en el pecho para ver si con eso resuelve su problema.

Finalmente, creo que algo devastador para la credibilidad de nosotros, los médicos, en Estados Unidos es el volumen exagerado de pacientes que los doctores tienen que atender diariamente en su consultorio, y creo que esto también ha influido para que muchos se resistan a tomar fármacos. Te preguntarás ¿qué diablos tiene que ver una cosa con la otra? Pues tiene que ver bastante. Si yo te atiendo por 10 minutos por dolor de pecho, casi no te dejo hablar, estoy pendiente de la computadora, no te miro a los ojos y no te examino como se debe, ¿qué vas a pensar cuando, luego de esa escena tan común en la medicina de Estados Unidos, te doy una receta para que tomes un medicamento? Vas a dudar de mi criterio. De hecho, hasta podrías pensar que en mi agenda estaba darte ese fármaco. En otras palabras, la desconfianza en el proceso de esa cita médica se extiende a una desconfianza también hacia el medicamento.

Por todas las razones anteriores, hace años comprendí que si quería servir bien a mis pacientes era necesario que abriera la mente y explorara, que aprendiera más sobre tratamientos naturales que pudiesen ayudarles. De esa convicción nació en 2014 mi programa *Medicina desconocida*, el cual me permitió viajar a diferentes partes del mundo y aprender y experimentar terapias menos convencionales. De esa experiencia me quedó muy claro que algunas terapias naturales funcionan y otras no. ¿Pero no es cierto eso también de muchas terapias farmacológicas? ¿Alguna vez un doctor te ha recetado un medicamento que no ha funcionado? Por otro lado, también es cierto que el hecho de que una terapia sea natural no significa que no tenga posibles efectos secundarios.

He aquí mi convicción fundamental sobre la práctica de la medicina y el punto de partida de este libro, *Santo remedio*: ni la medicina natural ni la tradicional son perfectas; el futuro de la medicina debe fundir lo mejor de ambas. Ignorar cientos de años de investigación científica dentro de la medicina tradicional, en los cuales, por ejemplo, se ha inventado la penicilina y la vacuna contra la polio, se resumiría con un sustantivo que corresponde al verbo con que se inicia esta oración: ignorancia. También sería de ignorantes no aceptar que existen "remedios caseros", por llamarles de alguna manera, basados en productos provenientes directamente de la naturaleza, que son capaces de aliviar muchos de los síntomas que nos aquejan y hasta, en ocasiones, curar una enfermedad. Soy un doctor formado académicamente de acuerdo con los cánones de la medicina tradicional, pero con una mente abierta y un deseo continuo de aprender sobre terapias naturales que podrían mejorar la calidad de vida de mis pacientes y mis televidentes.

Antes de que comiences a leer este libro, me gustaría que tengas claridad en cuanto a los siguientes tres puntos:

1. No existen remedios santos. El título de este libro refleja ese dicho popular de nuestras abuelitas latinas cuando nos daban un remedio casero que funcionaba. "Mijo, te dije que eso era santo remedio". Los remedios caseros que he escogido para este libro son aquellos que me parece que tienen más respaldo científico o explicación fisiológica para justificar su uso. A algunos de ustedes les funcionarán y a otros no; igual que cualquier medicamento.

2. No aconsejo que las mujeres embarazadas, las que están amamantando o los individuos menores de 18 años utilicen estos remedios sin consultar con su doctor de cabecera.

3. No dejes de utilizar tus medicamentos a causa de que hayas decidido probar uno de los remedios que aparecen en este libro. Eso podría resultar peligroso. Como te dije, creo en la medicina tradicional y he sido testigo del beneficio enorme de muchos medicamentos, terapias y vacunas. El arte se encuentra en saber extraer lo mejor de los remedios caseros o medicina complementaria, y los medicamentos y terapias convencionales.

Santo remedio es una validación de todas esas abuelitas que con su amor y experiencia se dedican o se dedicaron a cuidarnos. Créeme que el amor depositado en cada uno de esos remedios es en parte lo que los hace santos.

DR. JUAN

REMEDIOS CASEROS

Aceite de ricino *(castor oil)*

Ricinus communis, aceite de castor,
palma Christi, mano de Cristo

Le llaman la mano de Cristo porque la forma de las hojas de la planta que da las semillas para crear este aceite, proveniente de África, se asemeja a la palma de Jesús, y sobre todo porque este ungüento ha curado muchas dolencias desde tiempos remotos. Los primeros que lo utilizaron fueron los egipcios hace más de cuatro mil años, especialmente para tratar irritaciones oculares y para proteger, limpiar y cuidar la piel. La Biblia menciona que Dios hizo crecer una planta de ricino en pleno desierto para cobijar al profeta Jonás mientras esperaba sus indicaciones.

Hay escritos que relatan sus usos curativos durante el siglo XVII en Europa y en América, especialmente para tratar problemas cutáneos. El terapeuta estadounidense Edgar Cayce la resaltó como una de las maravillas de la naturaleza a fines de 1800.

Laxante de ricino para limpiar el organismo

1   cucharada de aceite de ricino
1   taza de agua
1   cucharada de jugo de limón

Mezcla muy bien los ingredientes y bébelo con el estómago vacío. Espera al menos unas tres o cuatro horas antes de comer. De preferencia, que esa primera comida sea jugo de frutas natural, sopas o cremas de vegetales. Luego comienza a comer de manera normal.

➜ Más remedios en la página 222

Cuándo usarlo
- Puedes usarlo una vez al día, con el estómago vacío, diariamente si lo necesitas.

Consejos y datos
- Si no te molesta el sabor, sin diluirlo, puedes tomar una cucharada de aceite solo, con agua y limón, por la noche, antes de acostarte, por un máximo de siete días consecutivos. Puedes beber luego un vaso de jugo de toronja, naranja o mandarina para ayudarte a depurar.
- No lo utilices durante el periodo menstrual, o si tienes síntomas de apendicitis, obstrucción o perforación intestinal.

✔ Emplear como laxante natural
✔ Aplicar para el cuidado de la piel
✔ Fortalecer las pestañas

Por qué sí funciona

■ En 2007, la revista especializada *International Journal of Toxicology* publicó una completa revisión de estudios que prueban sus propiedades y seguridad, especialmente en problemas de la piel y como laxante.

■ Está clasificado por la Administración de Alimentos y Medicamentos (FDA, por sus siglas en inglés), así como por el Comité de Expertos en Aditivos Alimentarios de la Organización para la Agricultura y la Alimentación Común (FAO), perteneciente a la Organización Mundial de la Salud (OMS) como seguro y eficaz como laxante y estimulante.

■ Contiene 90% de ácidos grasos, como el ácido ricinoleico. Representa una de las mayores concentraciones naturales, lo cual puede explicar su poder curativo.

■ Luego de ser procesado en el intestino delgado, las enzimas pancreáticas liberan glicerol y ácido ricinoleico, entre otras sustancias beneficiosas para el organismo.

■ Está compuesto de vitamina E, minerales y proteínas, y posee propiedades antibacterianas. También es abundante en triglicéridos, que junto a sus otras propiedades lo convierten en un agente efectivo para el cuidado de la piel. Algunos estudios clínicos muestran que, por ejemplo, los pacientes con dermatosis ocupacional pueden tener una reacción positiva al aceite de ricino o al ácido ricinoleico.

■ Las investigaciones han demostrado que el ácido ricinioleico es eficaz en la prevención del crecimiento de numerosas especies de virus, bacterias, levaduras y mohos. Esto hace que su uso tópico ayude a eliminar problemas de la piel, como el acné. Distintos estudios han demostrado además que es un elemento seguro y eficaz, por lo cual es ampliamente utilizado entre los ingredientes de productos cosméticos y maquillajes.

Aceite de sésamo y salvado de arroz *(sesame and rice bran extract)*

Sesamum indicum, Sesamum orientale, ajonjolí
Extracto de salvado de arroz, rice bran oil

Las semillas de sésamo comenzaron a cultivarse en el valle del Indo, al norte de India, hace más de cinco mil años y fueron una de las primeras en ser procesadas para convertirlas en aceite.

Los egipcios lo usaban para tratar distintos trastornos, especialmente circulatorios, así como para alumbrar los sarcófagos en las pirámides. En el texto ayurvédico *Sushruta Samhita* aparece como el "más recomendable" de los aceites para tratar varias enfermedades crónicas.

El aceite de salvado de arroz, en tanto, es considerado uno de los grandes secretos antienvejecimiento en Japón, uno de los países donde habitan muchas de las personas más longevas del mundo. De hecho, la mejor manera de elogiar con un buen cumplido a una japonesa es diciéndole que posee una "belleza de aceite de salvado de arroz".

Mezcla de aceites para uso caliente o frío

¼   de onza de aceite de sésamo (o ¼ de cucharada)

¾   de onza de aceite de salvado de arroz (o ¾ de cucharada) (Proporción: 20% de aceite de sésamo y 80% de aceite de salvado de arroz)

Mezcla bien ambos aceites en un recipiente de vidrio. Úsalo durante el día para cocinar cualquier alimento. Consume la onza completa al día.

➜ Más remedios en la página 222

Cuándo usarlo
- Diariamente, por al menos dos meses.

Consejos y datos
- Aún no existe en el mercado una mezcla de ambos aceites. Haz la mezcla en una proporción de 20% de sésamo y 80% de salvado de arroz para utilizarla en calor o frío. Haz una cantidad considerable y guárdala en una botella de vidrio para emplearla por varios días.
- Si estás tomando algún medicamento para la presión arterial, colesterol o diabetes, no lo dejes al tratar esta mezcla. Utilízala como tratamiento complementario, salvo indicación médica.

✔ Reducir la presión arterial
✔ Mejorar los niveles de colesterol
✔ Normalizar los niveles de glucosa
en la sangre

Por qué sí funciona

- Investigaciones presentadas en 2012 en la reunión de la Asociación Americana del Corazón (AHA), en Washington, D.C., demostraron que su consumo constante puede mantener baja la presión arterial, reducir los niveles de colesterol LDL y elevar los niveles de HDL. De acuerdo a un estudio realizado en India, la mezcla redujo la presión arterial casi tanto como un fármaco utilizado comúnmente para este propósito (nifedipina).

- De acuerdo con el doctor Devarajan Sankar, M.D., Ph.D., quien estaba a cargo de la investigación, la alta concentración de ácidos grasos saludables, grasas monoinsaturadas y poliinsaturadas, los tipos más saludables de grasas y antioxidantes, tales como sesamina, sesamol, sesamolina y orizanol, pueden ser responsables de los resultados.

- El aceite de salvado de arroz tiene la cualidad de poder ser utilizado hasta a 450° Farenheit (o 232° Celsius) sin perder sus propiedades, a diferencia de la mayoría de los aceites, incluido el de oliva. Además, posee más de 100 antioxidantes y un alto contenido de fibra, lo cual facilita la disminución de peso y la obtención de masa muscular.

- El aceite de sésamo no puede soportar altas temperaturas de cocción. Sin embargo, la mezcla utilizada para el estudio (80% de salvado de arroz y 20% de sésamo) obtiene todos los beneficios de ambos, sin perderlos al calentar el aceite.

- De acuerdo con una investigación realizada por la Universidad de Fukuoka, de Japón, y el Council of Medical Research de India, publicada en la *American Journal of Medicine*, las personas que lo consumen diariamente normalizan significativamente los niveles de azúcar en la sangre.

Ajo *(garlic)*
Allium sativum, ajos, ajo blanco

Existen datos acerca de su uso milenario en la medicina china, ayurveda, india y tradicional europea como cura y prevención para distintos males. Según distintas fuentes, sus efectos pueden ser tan concretos como el de combatir la viruela, o tan fantásticos como el de espantar vampiros.

Heródoto, historiador griego, cuenta que las pirámides de Egipto pudieron ser levantadas gracias al consumo de este bulbo, pues los faraones se lo habrían suministrado a sus esclavos para ayudar a mantenerse firmes ante tal esfuerzo físico. También habría sido usado por las milicias griega y romana para mantenerse saludables frente a las batallas. Asimismo, Hipócrates lo utilizó como apoyo en distintos tratamientos contra una variedad de enfermedades, especialmente respiratorias.

Actualmente, pueblos remotos de los Andes y el Himalaya lo utilizan para mejorar su capacidad de oxigenación, como antibiótico natural y como fortalecedor de las defensas.

Jugo de ajo y manzana

2   dientes de ajo
1   manzana cortada en trozos
    Jugo de un limón
1   trocito de jengibre fresco
⅓   de taza de menta fresca
10 onzas de agua
    Stevia al gusto

Licúa los ingredientes hasta que queden bien disueltos. Bébelo de inmediato en ayunas.
La manzana, el limón, la menta y el jengibre ayudan a atenuar y disipar el intenso olor del ajo.

➜ Más remedios en la página 222

Cuándo usarlo
- Diariamente, incorpóralo a tu dieta o como suplemento.

Consejos y datos
- La mejor forma de consumirlo es crudo: un diente completo en ayunas.
- Al triturarlo se activan sus compuestos curativos.
- Puedes masticar perejil, menta, semillas de anís o enjuagarte la boca con jugo de limón para disminuir el olor.
- No lo consumas por al menos dos semanas previas a una cirugía para evitar hemorragias y problemas de coagulación.

✔ Bajar niveles de colesterol
✔ Disminuir los triglicéridos
✔ Reforzar el sistema inmunológico

✔ Controlar el hígado graso
✔ Bajar la presión sanguínea
✔ Disminuir el riesgo de algunos tipos de cáncer

Por qué sí funciona

- Plantas pertenecientes al género *Allium* (cebolla, cebollín, puerro, ajo) han sido ampliamente estudiadas, en especial el ajo, demostrándose que poseen muchos de los beneficios medicinales que se les atribuyen tradicionalmente.
- Sus propiedades antibacterianas y antibióticas están muy bien documentadas; estas se deben a sus extractos y aceites esenciales, especialmente la alicina. Existen estudios que demuestran que ayuda a reducir el número de resfriados y gripes, así como la duración media de sus síntomas.
- Diversas investigaciones realizadas en las universidades Nacional de Taiwán y Rutgers de Nueva Jersey, Estados Unidos, demostraron que la alicina reduce la acumulación de grasa, el estrés oxidativo y la inflamación del hígado.
- Otros estudios recientes realizados por la Escuela de Salud Pública de la Universidad de Ciencias Médicas de Irán probaron que la fusión de ajo y jugo de limón mejora los niveles de colesterol total, la presión arterial sistólica y diastólica, y reduce el índice de masa corporal.
- Investigadores de la Universidad Estatal de Pensilvania también encontraron evidencia de que reduce los lípidos en la sangre, bajando los niveles de colesterol y triglicéridos.
- De acuerdo a varios estudios publicados por el Instituto Nacional del Cáncer de Estados Unidos (NCI, por sus siglas en inglés), "existe una relación entre el aumento del consumo de ajo y una reducción en el riesgo de ciertos tipos de cáncer, como los cánceres de estómago, colon, esófago, páncreas y seno (mama)". Estudios realizados en la Universidad Estatal de Pensilvania muestran que puede aminorar hasta en un 70% el número de tumores en cáncer de mama.

Albahaca *(basil)*

Ocimum basilicum, alhábega, holy basil, tulsi

Los egipcios utilizaban la albahaca en sus rituales religiosos, y esta era uno de los ingredientes con que momificaban a sus faraones. Los romanos, en tanto, la usaban en la cocina y era el regalo perfecto para las mujeres enamoradas: ¡más cotizada que un ramo de flores! En el Medievo se le atribuía el poder de defender del mismísimo diablo a quienes ponían ramitos de esa planta en sus puertas y ventanas.

Para el hinduismo, *tulsi*, como llaman a esa planta, es la hierba sagrada y la reina de todas desde hace más de cinco mil años. La mencionan en los himnos y textos sagrados sánscritos conocidos como *Rigveda*. Y actualmente se le conoce como la hierba de la felicidad o la que anima al espíritu, pues según la tradición basta olerla para llenarse de buena energía, calmar la mente y alejar la tristeza.

Pesto hecho en casa

1   taza de albahaca fresca
2   dientes de ajo
1   cucharada de piñones (pine nuts)
1   cucharada de nueces de la India (cashews)
1 o 2 cucharadas de aceite de oliva

Pon los ingredientes en un procesador y mézclalos hasta obtener una crema suave. Mezcla bien y úsala para acompañar tus platillos favoritos. Pon el resto en un recipiente de vidrio y guárdalo en la nevera.

➜ Más remedios en la página 223

Cuándo usarla
- Diariamente, a cualquier hora. Puedes incorporarla a tu dieta regular.

Consejos y datos
- Puedes agregar albahaca fresca a tu té, agua fría o batido.
- Puedes sembrala en una maceta y mantenerla a mano.
- La albahaca fresca es considerada una hierba segura. Su aceite esencial, en cambio, puede ocasionar irritación de las mucosas en dosis muy elevadas. No se aconseja en caso de úlceras gastroduodenales, enfermedad de Chron, gastritis, enfermedad de Parkinson, entre otras.

✔ Tratar la inflamación general
✔ Tratar dolores en general
✔ Tratar dolores estomacales

✔ Desintoxicar
✔ Combatir microbios y virus
✔ Mejorar la digestión
✔ Mejorar el estado anímico

Por qué sí funciona

■ Contiene aceites esenciales como eugenol, citronelol y linalool, los cuales ayudan a disminuir la inflamación, que es la principal causa de la mayoría de las enfermedades, en especial las de tipo reumatoide.

■ Se utiliza contra parásitos intestinales y contra bacterias, ya que sus aceites esenciales ayudan a impedir el desarrollo y crecimiento de estos, respondiendo mejor incluso que algunos antibióticos tradicionales. Así se probó en un estudio realizado en la Universidad de Medicina de Lodz, Polonia, en el que resultó altamente eficiente para inhibir el crecimiento de las cepas de E. coli y otras bacterias.

■ Otros estudios, como uno realizado por la Universidad Annamalai, en India, y publicado en la *Journal of Medicinal Food*, han encontrado que su uso mejora la producción de enzimas desintoxicantes, eleva las defensas, reduce la acumulación de grasa en el hígado y restaura los niveles de acidez o pH del cuerpo, entre otros beneficios.

■ Es considerada una hierba adaptógena natural, ya que posee propiedades para combatir el estrés. Un estudio realizado en el Instituto de Ciencias Médicas de Rohtak, India, con conejos con estrés inducido mostró una disminución no solo del estrés oxidativo, sino también de otros efectos relacionados a este. Por ejemplo, se redujeron los niveles de azúcar en la sangre y aumentaron la protección cardiovascular.

■ También beneficia la función del cerebro, estimulando los neurotransmisores que regulan nuestro estado anímico. Múltiples estudios científicos han encontrado que la administración de suplementos del aceite esencial de albahaca disminuye las hormonas del estrés, como la corticosterona.

Alcachofa *(artichoke)*
Cynara scolymus, alcaucil

Los antiguos egipcios disfrutaban esta sencilla planta silvestre, a la cual consideraban un afrodisíaco. Luego, los romanos y griegos se encandilaron con su textura, sabor y propiedades curativas. Y durante siglos, especialmente en Europa, fue un placer destinado solo a la realeza o a la élite más acaudalada.

En la década de 1920, el mafioso neoyorquino Ciro Terranova quiso apropiarse de los derechos de distribución en Estados Unidos. Usando sus mañas, el gran señor de los negocios sucios de Harlem se apropió de toda la producción enviada de California a Nueva York para tener su monopolio en la ciudad, vendiéndolas a precios ridículamente altos. Para contrarrestarlo, el alcalde de la ciudad durante una semana la declaró como un producto ilegal en la ciudad, echando abajo el negocio de quien hasta 1930 se hacía llamar el Rey de la Alcachofa.

Alcachofas hervidas

2   alcachofas frescas cocidas al vapor
    Sal
1   cucharadita de jugo de limón
2   cucharadas de aceite de oliva

Prepara una vinagreta con limón, aceite y sal. Mezcla muy bien. Quítale las hojas y remueve con una cuchara cada pulpa de estas adherida al corazón de la alcachofa. Desprende los pelillos del corazón. Pon toda la pulpa obtenida en la mezcla. Disfrútala sola o como acompañante.

➜ Más remedios en la página 223

Cuándo usarla
- Incorpórala a tu dieta regular.

Consejos y datos
- Aunque popularmente se consume solo el corazón de la alcachofa, las pulpas adheridas a este también se comen, y las hojas se utilizan para infusiones. Son ricas en antioxidantes y fitonutrientes.
- Puedes hervirlas y luego asarlas levemente.
- Puedes consumir diariamente suplementos de alcachofa en cápsulas de entre 320 a 640 mg, una o dos tabletas, de una a tres veces al día, media hora antes de las comidas fuertes (almuerzo y cena).

✔ Apoyar la nutrición del hígado
✔ Ayudar al sistema digestivo, para tratar el síndrome de colon irritable
✔ Disminuir el azúcar en la sangre
✔ Disminuir el colesterol
✔ Disminuir los triglicéridos
✔ Mejorar el flujo sanguíneo
✔ Reducir la inflamación del cuerpo
✔ Reforzar el sistema inmunológico
✔ Prevenir el cáncer

Por qué sí funciona

- Se ha comprobado que la cinarina que posee estimula los procesos digestivos y metabólicos, aumenta el flujo sanguíneo, activa la función del páncreas, de la vesícula biliar y del hígado, e inhibe la síntesis de colesterol LDL.
- Diversos estudios científicos han corroborado que después de consumirla mejora la secreción de ácido biliar, facilitando la digestión de las grasas. Se incluye en dietas creadas específicamente para nutrir el tracto digestivo y restaurar la salud intestinal.
- Ayuda a regular los niveles de azúcar e insulina en la sangre y mantenerlos estables. Así se comprobó en un estudio realizado en el Laboratorio de Farmacología de la Facultad de Medicina de Sfax, Túnez, demostrando que después de comerlas, disminuye el azúcar en la sangre.
- En estudios con animales, los extractos líquidos de las raíces y las hojas han mostrado una gran capacidad para proteger el hígado, ayudando a regenerar las células.
- Es uno de los vegetales más completos. Posee antioxidantes y fitonutrientes que combaten los radicales libres y el estrés oxidativo de nuestro organismo. Hay infinidad de estudios que demuestran el papel que tienen los antioxidantes como la quercetina o el ácido gálico, presentes en la alcachofa, para combatir el crecimiento de tumores cancerosos.
- Uno de los antioxidantes más poderosos que contiene es el flavonoide silymarin, el cual protege el hígado.
- Otros estudios también han demostrado que puede aliviar los síntomas asociados con el síndrome del intestino irritable (IBS, por sus siglas en inglés), uno de los principales trastornos digestivos, responsable de síntomas como dolor estomacal, estreñimiento, diarrea, malestar estomacal, inflamación, entre otros.

Alfalfa *(alfalfa sprouts)*

Medicago sativa, brotes de alfalfa, alholva, trebolillo, lucerne

Originaria del Cáucaso, Mesopotamia y Siberia, la alfalfa ha sido cultivada desde los orígenes de la civilización como forraje para ganado por su habilidad para generar energía y ayudar a aumentar de peso. Los persas la cultivaron por primera vez y esparcieron su uso cuando invadieron otras civilizaciones, como la romana y la griega. Para los árabes, la alfalfa era el "padre de todos los alimentos". La medicina ayurvédica de India incorporó las semillas, sus brotes, hojas y tallos desde sus inicios. Esta sabiduría milenaria asegura que la planta tiene importantes propiedades derivadas de su raíz, que alcanza más de 12 metros y absorbe los minerales más evasivos; entre estos, el más importante es el manganeso, vital para la elaboración de insulina. También lo considera un alimento alcalinizante, perfecto para acumular beneficios en el cuerpo que le den una vejez sana y vigorosa.

Bebida fría de alfalfa

⅓   de taza de alfalfa fresca (ya lavada) o seca
1   kiwi
     Jugo de un limón
1   rodaja de limón, naranja o mandarina
8   onzas de agua fría
     Hielo (opcional)
1   cucharadita de miel, agave u otro endulzante (opcional)

Pon los ingredientes (excepto la rodaja de limón o cítrico) en la licuadora. Procésalos y sírvelos. Agrega más hielo, si gustas, y la rodaja de limón, naranja o mandarina.

➜ Más remedios en la página 224

Cuándo usarla
- Incorpórala a tu dieta regular. A cualquier hora.

Consejos y datos
- Puedes agregar alfalfa regular o sus brotes a cualquier ensalada, guiso, sopa, pasta, etcétera.
- Las semillas de alfalfa contienen las mismas propiedades y son una opción sencilla para incorporarlas a la dieta diaria como merienda.
- Puedes plantarla en una pequeña maceta, al igual que otras hierbas, e incluso germinarla.
- También la puedes adquirir como suplemento.
- Debes evitarla si padeces de lupus.

✔ Mejorar el apetito
✔ Aumentar de peso
✔ Apoyar la salud muscular y ósea

✔ Mejorar cicatrizaciones
✔ Eliminar líquido
✔ Disminuir el colesterol
✔ Disminuir el azúcar

Por qué sí funciona

- El L. R. Institute of Pharmacy de Solan, Himachal Pradesh, en India, realizó en 2011 una revisión completa de toda la literatura científica disponible para verificar el potencial farmacológico de la alfalfa. Este análisis reveló que saponinas, flavonoides, fitoestrógenos, cumarinas, alcaloides, aminoácidos, fitoesteroles, vitaminas, enzimas digestivas y terpenos constituyen clases importantes de sus compuestos activos. Los informes farmacológicos revelaron que protege el sistema nervioso, disminuye el colesterol, funciona como antioxidante, combate microbios en el cuerpo, aumenta el estrógeno y funciona como terapia complementaria en el tratamiento de la enfermedad cardíaca, accidentes cerebrovasculares, cáncer, diabetes y, en las mujeres, síntomas menopáusicos.
- Es reconocido como uno de los mejores diuréticos naturales, ya que actúa suavemente en los riñones, combatiendo la inflamación de la vejiga y la retención de líquido en el cuerpo.
- Según el Departamento de Agricultura de Estados Unidos, contiene más proteínas que el trigo y el maíz, pero solo la mitad de los hidratos de carbono.
- Es excelente para los niños que no parecen estar creciendo lo suficiente, o para quienes necesitan aumentar de peso saludablemente, proporcionando una abundancia de nutrientes asimilados de mejor manera.
- La vitamina K, calcio, hierro, fósforo y manganeso que contiene ayudan a prevenir e incluso tratar la osteoporosis, la inflamación y a mantener la salud dental. La vitamina K es esencial para la coagulación de hemorragias y la cicatrización.
- Un estudio realizado en 2015 en Arabia Saudita y Egipto, publicado en el diario de las ciencias farmacéuticas de Paquistán, demostró su capacidad para bajar los niveles de glucosa de la sangre.

Aloe vera o sábila *(aloe vera)*

Aloe maculata, sábila, áloe de Barbados,
áloe de Curazao, lily del desierto

De Oriente a Occidente, desde los egipcios a la actualidad, el aloe vera ha sido bautizado como "planta de la inmortalidad", "sanadora silenciosa", "fuente de la juventud", "hormona de las heridas", "planta de los cien años", "remedio armónico", entre un sinfín de nombres que resaltan sus méritos.

Hay escritos encontrados en tablas de arcilla de los sumerios que detallan recetas que la usan para curar distintas molestias y enfermedades, especialmente digestivas. En el *Papiro Ebers* del antiguo Egipto, uno de los documentos médicos más antiguos que se conoce, aparece mencionada para tratar innumerables afecciones.

Muchos siglos más tarde, según la Biblia cristiana, cuando Jesús murió, Nicodemo hizo la misma mezcla de los egipcios y untó su cuerpo con aloe y mirra antes de envolverlo con lienzos y dejarlo en el sepulcro, tal como señalaba la tradición judía.

Licuado de gel de aloe vera para problemas estomacales y mejorar la digestión

1	penca de aloe vera
1	cucharada de miel (si no tienes diabetes o prediabetes)
1	limón (jugo)
8	onzas de agua

Quita con una cuchara el gel del interior y ponlo en una licuadora. Agrega el agua, la miel y el jugo de un limón. Licúa muy bien y cuando esté listo, bébelo.

➜ Más remedios en la página 224

Cuándo usarlo
- Como licuado, en ayunas, al menos 30 minutos antes de comer.

Consejos y datos
- Puedes mantener siempre una penca fresca en la nevera para usarla cuando la necesites.
- Antes de abrirla debes asegurarte de lavarla bien y quitarle las espinas de los bordes.
- Puedes congelar las cáscaras y utilizarlas como compresas.
- Existe una prevención sobre el uso de aloe vera como laxante, debido a la aloína que contiene la cáscara, que puede resultar demasiado agresiva para el tracto digestivo.

✔ Tratar problemas digestivos
✔ Mejorar la digestión
✔ Emplear como laxante y depurador
✔ Utilizar como desinfectante
✔ Curar quemaduras, picaduras y otros problemas cutáneos
✔ Hidratar la piel

Por qué sí funciona

- Se sabe que el aloe vera tiene propiedades desinfectantes, cicatrizantes, antialérgicas, antiinflamatorias, hidratantes y laxantes, entre otras.
- Investigaciones realizadas en 1935 por los doctores C. E. Collins y Creston Collins en Maryland, publicadas en *The American Journal of Roendgenology Radium Theraphy and Nuclear Medicine*, demostraron que el uso de aloe vera es muy efectivo para tratar las quemaduras que los rayos X producían tanto en pacientes como en el personal encargado de usarlos.
- La Universidad de Chicago ha realizado estudios que confirman la efectividad del aloe vera para tratar quemaduras de primer y segundo grados de la piel, debido a la combinación de tres factores: ácido acetilsalicílico, magnesio y un espectro antimicrobiano, que hacen que penetre los tejidos dañados, reduciendo el dolor y la inflamación, así como previniendo la necrosis y la pérdida de tejido.
- Existe evidencia de que el aloe vera puede mejorar la textura y el aspecto de la piel, reduciendo el enrojecimiento y retardando el envejecimiento al aumentar la producción de colágeno y mejorar la elasticidad.
- Revistas como *Discovery DSalud* han publicado los múltiples beneficios de esta planta para prevenir y ayudar a disminuir afecciones bucales y faríngeas, eliminando la placa bacteriana de la boca y encías. En tan solo cuatro días de uso probó ser igualmente eficaz que enjuagues que contienen clorhexidina.
- El Instituto de Ciencia y Medicina Linus Pauling, en California, descubrió en 1985 que el consumo habitual de aloe vera mostraba un efecto beneficioso sobre el aparato digestivo. A través de sus investigaciones fue posible probar que era una sustancia que mejoraba condiciones como la colitis, la acidez estomacal y el colon irritable.

Arándanos agrios *(cranberries)*

Vaccinium macrocarpon, arándanos rojos,
arándanos americanos, bayas rojas, bayas grullas

Este fruto agrio, pequeño y de un rojo intenso ha tenido muchos nombres, pero el de *cranberry* se lo debe a los primeros colonos alemanes y holandeses que encontraron las flores y tallos similares a la cabeza de la grulla, que en inglés es *crane*. Junto a la uva tipo Concord y a los arándanos azules, es una de las tres frutas consideradas 100% estadounidenses.

Mucho antes de que los colonizadores europeos llegaran, los curanderos locales usaban arándanos para tratar enfermedades digestivas, hacer cataplasmas y extraer el veneno de las heridas que se hacían con las flechas. Los peregrinos, en tanto, cargaban sus barcos con arándanos para prevenir el escorbuto, o deficiencia de vitamina C. Y a los nativos Odawa y Ojibwe les debemos la tradición de salsa de arándanos en nuestras celebraciones de *Thanksgiving*.

Jugo de arándanos

4 tazas de agua
1 taza de arándanos agrios frescos
1 rodaja de naranja

Pon a hervir los arándanos en el agua. Déjalos hervir por 20 minutos. Luego, apaga y deja que repose una hora, al menos. Puedes ponerlo en la nevera si te gusta frío o beberlo a temperatura ambiente, o caliente. Agrega la rodaja de naranja y bébelo a lo largo del día.

➜ Más remedios en la página 225

Cuándo usarlos

- Cuando sientas molestias o dolor al orinar, o cuando tengas incontinencia urinaria ocasional.
- Cuando tengas molestias o inflamación en las encías.

Consejos y datos

- Repite el proceso por, al menos, 10 días para asegurarte de que la infección desaparezca (urinaria o dental).
- Para prevenir infecciones urinarias, te recomiendo beber diariamente uno o dos vasos de jugo de arándanos, lo más puro posible y, ojalá, sin edulcorantes de ningún tipo.
- Si te parece muy ácido, puedes mezclarlo con jugo de manzana.

✔ Tratar y evitar infecciones urinarias
✔ Tratar y evitar enfermedades
periodontales (dientes y encías)

Por qué sí funciona

- Según un estudio publicado en la *Journal of Agricultural and Food Chemistry*, de Estados Unidos, los arándanos agrios contienen más antioxidantes fenólicos que la mayoría de los frutos más consumidos a nivel mundial. Además, poseen gran cantidad de fitonutrientes que funcionan como antioxidantes, antiinflamatorios y anticancerígenos.

- Las infecciones del tracto urinario (UTI, según sus siglas en inglés; ITU, según sus siglas en español) pueden ocurrir en cualquier parte del tracto urinario. En las mujeres, la infección por lo general ocurre en la vejiga y es provocada por una bacteria llamada Escherichia coli o E. coli, que cuando ataca produce síntomas como incontinencia urinaria, dolor abdominal y dolor para orinar, entre otros.

- Los arándanos son uno de los productos naturales más utilizados en el tratamiento y prevención de las UTI. De acuerdo a distintos estudios clínicos, el jugo de arándano tiene una propiedad antiadherente que impide a determinadas bacterias adherirse a las células del cuerpo humano. Esta cualidad no solo funciona con las células relacionadas con el tracto urinario sino también con el sistema digestivo y a la zona bucal.

- En el caso de las enfermedades periodontales, de acuerdo a un estudio publicado en *The Journal of the American Dental Association*, el jugo de arándano también ha demostrado tener esa capacidad antiadherente para las bacterias en los dientes y en las encías, reduciendo de esta manera la placa dental y las infecciones bucales.

- Ocasionalmente, puede generar problemas como cálculos renales, o tener ciertos efectos colaterales en conjunto con algunas medicinas anticoagulantes como Warfarin.

Arándanos bilberry *(bilberry)*

Vaccinium myrtillus, bleaberry, airelle

Es fácil confundir los arándanos bilberry con arándanos azules americanos, pero son más pequeños. Su origen está en Europa y tienen una mayor concentración de compuestos vitales. Tanto los frutos como las hojas de esta planta han sido utilizados desde hace siglos para fines medicinales en casos de deficiencia de vitamina C, cálculos renales e infecciones. En Inglaterra, durante el reinado de Isabel I se creó un jarabe de bilberry y miel para tratar problemas estomacales.

Los arándanos bilberry se habían usado tradicionalmente para tratar problemas de los ojos, especialmente en personas que padecían diabetes. Por esa razón, durante la Segunda Guerra Mundial, la Fuerza Aérea británica suministraba a sus pilotos mermelada de estos arándanos para mejorarles la visión nocturna. De hecho, en Francia, por ejemplo, se han prescrito desde 1945 para la retinopatía diabética, una de las principales causas de ceguera en los diabéticos.

Miel fresca de arándanos bilberry

½ taza de arándanos congelados o secos
1 taza de agua fría o caliente
Stevia, agave o miel de raíz de mandioca (u otro endulzante natural de bajo índice glicémico)

En una taza de agua, remoja por una hora los arándanos. Cuélalos y ponlos luego en una licuadora. Agrégales el endulzante y parte del agua. Licúa. Tómala en combinación con yogur, avena, quinoa, etcétera.

➜ Más remedios en la página 225

Cuándo usarlos
- Puedes incluirlos regularmente a tu dieta, como el resto de bayas.

Consejos y datos
- Los puedes agregar a cualquier batido, merienda, jugo, etcétera.
- Los congelados se pueden usar en cualquier momento.
- Puedes agregar ½ taza de arándanos bilberry a una jarra de agua para que aporten su sabor semiácido y parte de sus beneficios.
- También los hay como suplemento. Estos no deberías usarlos junto a medicamentos anticoagulantes, como la aspirina, ni medicamentos contra la diabetes.

✔ Apoyar la salud ocular (visión, retina, especialmente por daños causados por la diabetes)
✔ Controlar los niveles de colesterol
✔ Disminuir la inflamación
✔ Detener la diarrea
✔ Mejorar la circulación
✔ Controlar los niveles de azúcar

Por qué sí funciona

- De acuerdo a la Universidad de Maryland, los arándanos bilberry son ricos en taninos, que actúan como astringente, con propiedades antiinflamatorias, y pueden ayudar a controlar la diarrea. Pero sus compuestos clave son los antocianósidos que ayudan a fortalecer los vasos sanguíneos y mejorar la circulación a través del cuerpo. También reducen el riesgo de coágulos sanguíneos al evitar que las plaquetas se agrupen, y tienen propiedades antioxidantes. Además, aumentan la producción de rodopsina, un pigmento que mejora la visión nocturna y ayuda al ojo a adaptarse a los cambios de luz.
- Algunas investigaciones sugieren que los flavonoides de sus hojas podrían mejorar la circulación en las personas con diabetes, así como bajar los niveles de azúcar en la sangre y del colesterol.
- De acuerdo con la Universidad de Maryland, los estudios sugieren que puede ser eficaz para controlar los niveles de azúcar en la sangre, especialmente cuando se combina con avena. Así quedó demostrado en un estudio realizado en ratones diabéticos, hecho en Suiza en 2011.
- Según estudios científicos publicados en 2014 en el sitio especializado en investigaciones *PlosOne*, los arándanos bilberry pueden fortalecer los vasos sanguíneos, mejorar la circulación y prevenir la oxidación del colesterol LDL ("malo") y la aterosclerosis.
- Aunque los estudios sobre su efecto en la visión no han mostrado resultados óptimos, ha sido sugerido como un tratamiento para la retinopatía (daño a la retina), porque los antocianósidos parecen ayudar a proteger la retina, además de tener efecto en la degeneración macular, el glaucoma y las cataratas, especialmente como síntomas de diabetes.

Árnica *(mountain arnica)*

Arnica montana, tabaco de montaña, nardo celta, wolf's bane, leopard's bane

Oriunda de Europa central, el árnica deriva su nombre del griego *pragmos*, que significa "estornudo", ya que sus tallos tienen una especie de pelillo que generalmente ocasiona molestia nasal. Ha sido utilizada desde la antigüedad por los pobladores e indígenas de zonas montañosas para tratar golpes y dolores. A partir del año 1500 se popularizó y comenzó a utilizarse para tratar problemas respiratorios y se contaba que los escaladores de montaña masticaban sus hojas. Sin embargo, debido a lo tóxico de sus flores, hubo muchos accidentes que acabaron mal, lo que obligó a los científicos a prescribir solo su uso tópico. Es tanta la "buena fama" del árnica como tratamiento homeopático que algunos países se han visto en la obligación de proteger sus más de 400 especies, debido al peligro de extinción por el uso excesivo de esta planta.

Pomada natural de árnica para moretones y dolores

2   cucharadas de hojas secas de árnica
1   cucharada de aceite de oliva

Muele las hojas secas de árnica en un mortero, hasta que quede casi como polvillo. Mézclalo con el aceite de oliva. Déjalo macerar al menos una noche. Aplícalo en la zona afectada o con dolor, con masajes suaves. Guarda el resto en un sitio oscuro y fresco.

➜ Más remedios en la página 226

Cuándo usarlo
- Como pomada casera o comprada y como loción, dos veces al día para disminuir moretones o dolores musculares, artríticos, etcétera.

Consejos y datos
- Si no tienes árnica seca, compra cualquier pomada de árnica disponible en la farmacia.
- Si tienes piel sensible, comienza probando una pequeña cantidad en una zona no muy extensa. Ocasionalmente, puede generar reacciones alérgicas.
- No la uses en la piel abierta, como úlceras en las piernas.
- Tampoco debe tomarse por vía oral, salvo excepciones supervisadas por un médico.

✔ Aliviar dolores musculares, esguinces, contusiones y otras lesiones.

✔ Tratar el dolor por artritis reumatoide.

✔ Disminuir moretones, golpes.

✔ Disminuir irritaciones menores de la piel, eccemas, acné, estrías.

Por qué sí funciona

- El árnica contiene aceite esencial, carotenoides, arnicina, saponina, esteroles, isoquercitina, entre otros componentes. Su tintura se utiliza para su aplicación como cicatrizante y desinfectante de heridas.
- Distintas investigaciones, como una realizada por el Departamento de Dermatología de la University Medical Center Freiburg, en Alemania, han comprobado las propiedades antiinflamatorias del árnica. Estas se deben a un compuesto o lactona llamado helenalina.
- Otro estudio realizado en 2006 por la Charité University Medical Center, de Berlín, Alemania, demostró que el árnica es efectiva para ayudar a desinflamar y disminuir el dolor tras una cirugía de rodilla. Es igualmente efectiva contra los dolores causados por el agotamiento de los músculos, tendones y articulaciones.
- También posee propiedades antimicrobianas que la hacen muy útil para combatir irritaciones menores de la piel, como acné, evitar la formación de estrías, eccemas y úlceras no abiertas, gracias al timol, el cual tiene capacidades antimicrobianas y dilata los vasos sanguíneos, para que las mismas células curativas de nuestro cuerpo lleguen al área afectada.
- Sus propiedades antibacterianas también ayudan a sanar llagas en la boca, problemas en las encías, en los dientes, faringitis y anginas.
- Algunos investigadores atribuyen sus propiedades a la presencia de rubefacientes, que generan calor y acumulación de sangre, lo cual hace que los moretones desaparezcan. Por esta razón, actualmente hay decenas de preparaciones que utilizan su extracto por su acción sobre los órganos circulatorios y sobre los capilares, que son activados considerablemente.
- De acuerdo a la Universidad de Maryland, el árnica es generalmente segura cuando se emplea de manera tópica.

Arroz de levadura roja *(red yeast rice)*

Monascus purpureus, arroz fermentado rojo, arroz rojo kójico,
arroz rojo koji, anka, ang-kak, went yeast

El arroz de levadura roja es parte importante de la cultura culinaria
y herbolaria de muchos países asiáticos. Se crea cuando un tipo de levadura, cuyo nombre científico es *Monascus purpureus,* fermenta sobre el
arroz, creciendo con estos y tiñéndolos de rojo intenso. Los japoneses
han cultivado, consumido y utilizado este arroz púrpura desde el año
300 a.C., aunque muchos creen que los pioneros en usarlo fueron los
chinos. El libro llamado *Ben Cao Gang Mu-Dan Shi Bu Yi*, una recopi-
lación de hierbas y productos naturales utilizados en la medicina china
antigua, publicado durante la dinastía Ming, lo menciona. Describe sus
usos para problemas gástricos como indigestión y diarrea, para otros
de tipo circulatorio, así como para problemas con el bazo, entre otros.
También se utilizaba para vigorizar el organismo a través del mejora-
miento de la presión y limpieza de la sangre.

Arroz púrpura

1   taza de arroz de levadura roja
2   tazas de agua
     Sal
1   trocito de jengibre
2   cucharadas de aceite de oliva
½   cucharadita de semillas de cebolla
     negra

Prepara el arroz tal como haces el
arroz blanco, agregándole jengibre.
Cuando esté listo, apaga el fuego y
déjalo reposar. Al momento de servir,
espolvorea las semillas encima. Sírvelo
como acompañante de carnes, pescados
o vegetales.

➜ Más remedios en la página 226

Cuándo usarlo
- Agrégalo a tu dieta
  regular.

Consejos y datos
- Puedes usarlo como
  suplemento (*red yeast
  rice*) en cápsulas.
- Debes usarlo por al
  menos 12 semanas para
  notar resultados. Mide
  con tu doctor tus niveles
  de colesterol antes y
  después.
- La sobredosis de
  suplementos de arroz
  de levadura roja puede
  producir síntomas como
  dolor de cabeza o dolor
  muscular, similares
  a los que causan los
  medicamentos químicos
  usados para bajar el
  colesterol.

✔ Bajar el colesterol
✔ Disminuir los triglicéridos
✔ Combatir la obesidad moderada

Por qué sí funciona

- La levadura *Monascus purpureus* posee ácidos grasos mono y poliinsaturados, fitoesteroles e isoflavonoides. Pero, sobre todo, contiene 14 compuestos activos llamados monacolinas, que ayudan a inhibir la síntesis del colesterol en la sangre de forma similar a las estatinas contenidas en los fármacos que se recetan para este propósito, como Lipitor, Crestor o Mevacor, entre otros.
- Distintos estudios han mostrado que sus suplementos reducen hasta un 32% el colesterol en promedio.
- Una investigación realizada por la Universidad de California, UCLA, investigó a 83 personas con niveles altos de colesterol. Aquellos que tomaron el suplemento durante 12 semanas tuvieron niveles más bajos de colesterol total, colesterol LDL y triglicéridos.
- La Asociación Americana del Corazón estudió su uso en 187 personas, a quienes se logró reducir el colesterol total en más del 16%, el colesterol LDL en 21% y los triglicéridos en 24%. Además, se les subió el colesterol HDL (bueno) en 14%.
- Otro estudio de 446 personas con colesterol alto que lo tomaron por ocho semanas mostró disminución del colesterol total en 22.7%, LDL en 31% y triglicéridos en 34%, mientras que el colesterol HDL subió 20%.
- En tanto, una investigación en Corea, publicada en 2015 en la *Journal of Medicinal Food*, señala que puede ser eficaz para tratar la obesidad, impedir el aumento de peso, mejorar los niveles de lípidos en la sangre, las enzimas hepáticas y los niveles de leptina, entre otros.

Avellana de bruja *(common witch hazel)*

Hamamelis virginiana, hamamelis, escoba de bruja, winterbloom, wych elm

Las flores doradas que logran aparecer en medio de la crudeza del invierno pudieron haber sido la primera señal para los nativos americanos de que había algún "hechizo" en el arbusto de la avellana de bruja, ya que podía sobrevivir en condiciones extremas. Los osage utilizaban su corteza para tratar úlceras y llagas en la piel, mientras que los potawatomi ponían sus ramas sobre rocas calientes para usarlas como compresas en músculos resentidos. Además, los iroqueses, que habitaban en los alrededores de las cataratas del Niágara, preparaban con sus hojas una infusión para la tos, la disentería y el resfriado. Esos pueblos también la usaban para detener hemorragias, como repelente e incluso inyectando su infusión para las hemorroides. Tenía tantos usos que no dudaron en atribuirle poderes mágicos, como mantener a los demonios lejos e incluso para sanar los "corazones partíos".

Infusión de avellana de bruja para piel y hemorroides

1 cucharada de hojas y flores de avellana de bruja
1 cucharada de manzanilla deshidratada
1 taza de agua
1 bolita de algodón

Pon a hervir las hierbas por cinco minutos. Apaga y deja reposar hasta que esté tibia. Empapa el algodón con la infusión y aplícala en el área afectada.

➜ Más remedios en la página 226

Cuándo usarla
- Como infusión, cada vez que tengas dolor o inflamación, dos o tres veces al día.
- Como astringente, cuando tengas erupciones o brotes de acné, por la noche, no más de tres días seguidos. Para prevenir, una o dos veces a la semana.

Consejos y datos
- La infusión se puede utilizar para hemorroides inyectando un poco con un aplicador anal desechable, a temperatura ambiente.
- La infusión puedes utilizarla con un rociador para quemaduras solares, dolores musculares o como enjuague bucal.

✔ Tratar las hemorroides
✔ Facilitar los procesos de cicatrización
✔ Tratar problemas menores de la piel
✔ Combatir el mal aliento

Por qué sí funciona

■ Fue una de las primeras plantas aprobadas para usar sin receta por la Administración de Alimentos y Drogas de Estados Unidos (FDA, por sus siglas en inglés).

■ Posee propiedades antioxidantes y astringentes que ayudan a matar las bacterias dentro de los poros, reduciendo el acné, el enrojecimiento y el ardor de picaduras de insectos, ampollas, hiedra venenosa, etcétera. También elimina el exceso de aceite de la piel, ayuda a cicatrizar heridas y ciertos tipos de dermatitis.

■ Puede detener el daño celular de la piel, prevenir signos de envejecimiento y acelerar la curación gracias a los flavonoides y taninos que contienen sus hojas.

■ Los taninos también ayudan a desintoxicar las células y a la contracción de los vasos sanguíneos, capilares y venas, favoreciendo así la desinflamación, lo cual a su vez ayuda a tratar varices, flebitis y hemorroides, entre otros.

■ De acuerdo a un estudio realizado por la Universidad de Barcelona, España, debido a que posee antioxidantes y antiinflamatorios, es eficaz como un "limpiador de radicales libres", ayudando a proteger contra el daño al ADN y el crecimiento de tumores por estrés oxidativo. Contiene abundantes polifenoles, que también protegen las células del envejecimiento.

■ Otro estudio, realizado por el Instituto de Investigación Química y Ambiental de Barcelona, España, publicado en 2008, afirma que esta planta además es rica en otros compuestos como proantocianidinas, taninos hidrolizables (azúcares galoilados) y galato de metilo, los cuales han demostrado que ayudan a inhibir la proliferación de células cancerosas humanas.

Avena *(oatmeal)*

Avena sativa, oat

La avena es uno de los granos más antiguos que se conocen, aunque no siempre contó con la excelente reputación que tiene hoy. Entre las excavaciones realizadas en ruinas de Egipto se han descubierto indicios de que en esa antigua civilización la usaban exclusivamente para alimentar el ganado. Sin embargo, comenzó a ser cultivada en la Edad de Bronce, entre los años 1500 y 500 a.C. Fueron los romanos quienes se encargaron de distribuir este grano a sus distintas colonias, especialmente a Inglaterra y Escocia. Allí se creó el *porridge*, una mezcla de avena molida, cocinada con agua. Luego, al agregarle leche, frutos secos, canela y azúcar morena se convirtió en uno de los platillos típicos para el desayuno en varios países europeos, perfecto para las largas jornadas de trabajo de los hombres de la época.

Porridge

1   taza de leche (animal o vegetal)
2   cucharadas de avena entera
1   taza de agua
    Azúcar morena o stevia (opcional)
1   cucharada de uvas pasas
½   cucharadita de canela molida
½   banana
½   manzana en cuadritos

Mezcla y cocina la avena con el agua y la leche. Agrégale la canela y el azúcar. Cuando esté lista, apaga y sírvela. Agrega las pasas, la manzana y la banana.

→ **Más remedios en la página 227**

Cuándo usarla

- Incorpórala a tu dieta regular, por la mañana en el desayuno, especialmente si padeces de colesterol alto o problemas de estreñimiento.

Consejos y datos

- Si la preparas como *porridge* o como batido, puedes reemplazar la leche por agua, si estás tratando de bajar de peso.
- Para evitar bacterias u hongos, asegúrate de cambiar o limpiar la tela que usas para poner la avena.
- Úsala regularmente para el cuidado de la piel, especialmente si la tienes sensible, o para el cuidado de bebés y adultos mayores.

✔ Bajar el colesterol
✔ Combatir el estreñimiento
✔ Mejorar la textura de la piel
✔ Ayudar a curar problemas menores de la piel

Por qué sí funciona

■ La avena tiene mayor cantidad de proteína que la mayoría de los cereales e hidratos de carbono complejos, lo que ayuda a proporcionar una buena dosis de energía durante las horas siguientes a su consumo. También contiene abundante fibra de tipo soluble e insoluble, ayudando al proceso digestivo y a mantener una adecuada flora intestinal. Además, posee actividad antioxidante, antiinflamatoria y de absorción de rayos ultravioleta.

■ Distintos estudios han demostrado que su consumo ayuda a reducir los niveles de colesterol "malo" (LDL). Una investigación realizada por la Universidad de Queensland, en Brisbane, Australia, publicado en 2016, demostró que al agregarla a la dieta durante 26 días, gracias a la sustancia conocida como B-gluten presente en la avena, se lograba una disminución de 34% del colesterol total y de 57% del colesterol LDL (LDL-C).

■ Su valor como limpiador de la piel y humectante se debe a la concentración de saponinas, sustancias semejantes al jabón. Estas, además de limpiar, contienen agentes antiinflamatorios, calmantes y protectores. Esto ha impulsado su incorporación en todo tipo de productos de belleza y cuidado personal.

■ De acuerdo a la División de Dermatología de la Universidad de Louisville, Estados Unidos, la harina de avena coloidal calma y mejora la dermatitis atópica y el eccema, aliviando la picazón, la sequedad y la calidad de vida de quienes los padecen.

■ El uso de harina de avena coloidal como protector de la piel está regulado por la Administración de Alimentos y Medicamentos de los Estados Unidos (FDA).

Azafrán *(saffron)*

Crocus sativus

En las antiguas civilizaciones de Fenicia, India y Roma le atribuían al azafrán virtudes afrodisíacas, de alegría y amor. Y según la mitología griega, Zeus descansaba en un lecho de azafrán para recibir todos esos beneficios. Los frescos del Palacio de Cnosos, en Creta, tienen varias representaciones que demuestran que era parte fundamental de la vida cotidiana. Y las deidades llevaban túnicas teñidas con este, al igual que hoy lo hacen los monjes budistas.

Los egipcios lo incluían en su incienso llamado *kyphi*, y los romanos lo quemaban con mirra en honor a sus dioses, mientras que los fenicios lo usaban en pasteles para la fertilidad que ofrecían a Astarté, la diosa de la luna.

Su cultivo es extremadamente delicado, pues la flor abre al amanecer y debe ser cultivada al instante, o pierde su aroma y sabor característicos, haciéndola la más costosa de las especias.

Batido con azafrán

8	onzas de té de albahaca frío, preparado previamente
1	pera madura
2	cucharadas de avena cruda molida
¼	de cucharadita de azafrán (0.5 mg aproximadamente)
1	cucharada de miel o agave (opcional)

Licúa todo y disfrútalo.

➜ Más remedios en la página 227

Cuándo usarlo

- Como apoyo en un plan de dieta para bajar de peso o para tratar un cuadro depresivo, úsalo dos veces al día como máximo.

Consejos y datos

- No deben usarse más de 15 a 20 mg diarios.
- El máximo tiempo de uso continuo debe ser de ocho semanas.
- Normalmente su estigma deshidratado se usa como especia o para suplemento. Algunas pruebas sugieren que los pétalos de azafrán también pueden ser eficaces.
- Más de 200 mg diarios pueden causar náuseas y vómitos.

✔ Mejorar el estado anímico
✔ Combatir la depresión
✔ Moderar el apetito

Por qué sí funciona

■ Existen al menos ocho estudios realizados por distintas universidades de varios países que respaldan el uso del azafrán, tanto su estigma como sus flores, para tratar la depresión. Debido a problemas de seguridad y efectos secundarios de muchos medicamentos antidepresivos, en 2013 la Universidad de Jacksonville, en Florida, realizó un experimento para verificar el uso de distintas hierbas y especias para el tratamiento del trastorno depresivo mayor (TDM). Los resultados de los ensayos clínicos realizados indican que puede disminuir los síntomas de la depresión en los adultos con TDM.

■ De acuerdo a algunos estudios, el extracto de azafrán puede funcionar casi tan bien como los medicamentos antidepresivos como fluoxetina (Prozac) e imipramina. Eso quedó comprobado en un estudio realizado en Irán en 2005, que mostró que 30 mg de azafrán diarios, administrados a personas con depresión leve a moderada durante el transcurso de seis semanas, parecen ser comparables en eficacia a 20 mg de fluoxetina.

■ Una investigación realizada en Japón en 2011 comprobó que someter a mujeres saludables, pero ansiosas, al aroma de azafrán puede causar una reducción leve (aproximadamente del 10%) del estado de ansiedad en los siguientes 20 minutos.

■ También se ha estudiado su impacto en la disminución del apetito. En 2010, la revista *Nutrition Research*, de Nueva York, publicó un estudio realizado en Francia que mostró que dosis altas (176.5 mg) de extracto de azafrán parecen reducir la ingesta de refrigerios y aumentar la sensación de saciedad en mujeres saludables, pero con sobrepeso.

Bicarbonato de sodio *(baking soda)*

Nahcolite, bicarbonato de soda, soda ash, natrón, citrocarbonate

El bicarbonato de sodio es una especie de sal hecha de las cenizas de algunas plantas. Los primeros indicios de su uso provienen del antiguo Egipto, donde lo obtenían de los lagos salados que se evaporaban. Era un producto muy preciado que les servía como jabón y en la momificación de sus faraones, entre otras cosas. A finales del siglo XVIII, un químico francés desarrolló una fórmula para obtenerlo artificialmente. Y más tarde, dos pasteleros neoyorquinos que buscaban un método más económico que la levadura para elevar el volumen de la masa dieron con la fórmula para producir una variante del bicarbonato. En 1846, el doctor Austin Church y su socio John Dwight fabricaron el bicarbonato de sodio, como lo conocemos hoy, y un año más tarde crearon la marca Arm & Hammer, que sigue siendo la más conocida del mundo.

Enjuague bucal de bicarbonato para combatir el mal aliento

¼   de taza de bicarbonato de sodio
¼   de cucharadita de sal de mar
2   gotas de extracto de menta
½   cucharadita de agua

Mezcla muy bien los ingredientes en una taza hasta obtener una pasta. Unta un cepillo de dientes de cerdas muy suaves con la mezcla o bien utiliza tu dedo índice. Pasa suavemente el cepillo o el dedo por tus dientes, especialmente por las encías, tanto en la parte interna como la externa. Luego pásalo por la lengua. Escupe cuando lo necesites. Deja actuar la mezcla por unos 10 minutos y luego enjuaga con agua tibia.

➜ Más remedios en la página 227

Cuándo usarlo

- Cuando sientas molestias estomacales, puedes beber ¼ de cucharadita de bicarbonato en una taza de agua diariamente, durante dos semanas como máximo.
- Tópicamente, puedes usarlo dos veces a la semana para exfoliar.

Consejos y datos

- Consulta con tu especialista sobre la cantidad de sodio en tu dieta, pues debes considerar que al ingerir bicarbonato aumentas la cantidad en el cuerpo.
- Si no tienes problemas de mal aliento, úsalo para enjuagar tus dientes cada 15 días para prevenir la proliferación de bacterias.

✔ Tratar problemas digestivos como la acidez

✔ Emplear como desinfectante antimicrobiano

✔ Curar quemaduras, picaduras y otros problemas cutáneos

✔ Exfoliar la piel

✔ Combatir el mal aliento

Por qué sí funciona

■ En 1924, en el folleto informativo *Arm & Hammer Baking Soda Medical Uses*, el Dr. Volney S. Cheney comentaba el exitoso resultado de sus experimentos clínicos usando bicarbonato de sodio para tratar resfriados comunes y gripe mientras colaboraba con el Servicio de Salud Pública de los Estados Unidos.

■ El bicarbonato ayuda a aliviar la acidez estomacal y la indigestión ácida debido a que aplaca el ácido clorhídrico que se produce en el estómago y que genera malestar. Cuando hay una producción excesiva de ácido en el estómago, la pared que recubre el aparato digestivo se rompe progresivamente, y eso causa dolor. El bicarbonato neutraliza este ácido.

■ El bicarbonato produce el mismo efecto de reducir la acidez estomacal en el tracto urinario, evitando y aliviando las infecciones, ya que puede reducir los índices de acidez en la orina.

■ En el caso de molestias de la piel, el bicarbonato, por su capacidad alcalina, también ayuda gracias a su efecto neutralizador del pH de la sangre.

■ El uso del bicarbonato como exfoliante se basa en su porosidad, que pule las superficies, y en sus propiedades como antiséptico, ayudando a eliminar bacterias de la piel que pudieran causar acné y otros problemas.

■ Ese mismo principio antiséptico y antimicrobiano funciona para atacar el mal aliento, ya que el bicarbonato elimina las bacterias que lo causan. De esa manera evita problemas como inflamación de las encías, y de paso pule la superficie de la lengua y los dientes, eliminando sarro y suciedad en general, sin dañar la mucosa de la boca.

Boswellia *(frankincense)*

Boswellia serrata, indian frankincense, salai, salai guggul, gajabhakshya

Es una resina gomosa extraída de un árbol nativo de las regiones montañosas del norte de África y Medio Oriente, emparentado con el árbol del cual se obtiene el incienso. Cuando se corta el tronco de la boswellia desprende resina, la cual se recoge artesanalmente en cestas de bambú. Se deja endurecer y se corta en trozos, los cuales se seleccionan de acuerdo al color y la forma. Posee un aroma muy exótico, por lo que se acostumbra a quemarla como incienso, sola o junto a otras resinas. Asimismo, se la ha utilizado desde hace siglos como medicamento, especialmente en la tradición ayurveda y la medicina china. El éxito tradicional como antiinflamatorio y analgésico de esta resina es tal que poco a poco se hace más conocida internacionalmente.

Suplemento de boswellia

Suplemento de boswellia (entre 200 mg y 400 mg)
8 onzas de agua

Toma los suplementos con el agua.

Ungüento de boswellia para inflamaciones

Crema de uso tópico (al menos de 0.5% de ácidos derivados de boswellia)

Aplica la crema en la zona de coyunturas y articulaciones, tres veces al día.

Cuándo usarla
- Como suplemento, diariamente, con comidas. Tres veces al día.

Consejos y datos
- Las dosis pueden variar. El Dr. Michael T. Murray, uno de los líderes en medicina natural a nivel mundial, recomienda 400 mg tres veces al día.
- Comienza siempre probando la mínima concentración por un par de meses y aumenta paulatinamente la dosis.
- Escoge suplementos que garanticen alta concentración de extracto estandarizado de ácidos derivados de boswellia entre los ingredientes. Idealmente, 65% o más, y como mínimo, 37%.

✔ Tratar la inflamación de las articulaciones

✔ Disminuir el dolor de las articulaciones

✔ Combatir la osteoartritis y la artritis

✔ Combatir síntomas del asma

✔ Fortalecer el sistema inmunológico

Por qué sí funciona

- Al menos cuatro estudios realizados en India entre 2008 y 2011, publicados en la *Natural Medicines Comprehensive Database*, muestran que sus ácidos activos inhiben una enzima proinflamatoria llamada 5-Lipoxygenase con beneficios en la osteoartritis (OA) y artritis reumatoide.

- Su acción ha mostrado ser tan poderosa que se compara a los analgésicos NSAID, o antiinflamatorios no esteroideos, el principal tipo de medicamentos antiinflamatorios, pero sin sus efectos secundarios.

- Ha mostrado que sus suplementos por vía oral pueden suprimir el dolor, la rigidez y la inmovilidad en las articulaciones, mejor que otros como la glucosamina.

- Una investigación preliminar realizada en 1998 por el Instituto de Farmacia de la Universidad de Tubinga, en Alemania, mostró que 900 mg durante seis semanas disminuyeron los síntomas del asma en personas que la padecían.

- Varios estudios muestran que apoya el sistema inmunológico, regulando la producción de anticuerpos que protegen de infecciones bacterianas y virales.

- Algunos herbolarios recomiendan usar boswellia y cúrcuma en conjunto para obtener mayores beneficios.

- La ciencia ha constatado que la mayor parte de los problemas de salud están relacionados con la inflamación de las células. Como esta resina ha mostrado resultados tan exitosos como antiinflamatorio, organismos como la Foundation for Collaborative Medicine and Research, de Connecticut, Estados Unidos, han comenzado a realizar estudios en animales y en humanos para probar su eficacia en otras enfermedades relacionadas a la inflamación, como algunos tipos de cáncer. Aunque hasta ahora las muestras son insuficientes, los resultados se muestran esperanzadores.

Cacao *(cacao bean)*

Theobroma cacao, cacaotero

Cuando los españoles llegaron a las tierras de los aztecas, el emperador les ofreció una exótica bebida a los conquistadores llamada *xocolatl*. Estaba hecha de una semilla hasta entonces desconocida por los europeos: el *cacahuat* o cacao, mezclado con miel y vainilla. Los aztecas lo conocieron a través de los mayas y olmecas, que fueron quienes bautizaron a la semilla: *cac*, que significa "rojo", el color de la cáscara; y *cau*, que significa "fuerza" y "fuego", las propiedades que, según ellos, otorgaba este pequeño alimento.

Con esa buena fama llegó a Europa y causó tal fascinación que durante al menos tres siglos las bebidas de chocolate endulzadas con azúcar y aromatizadas con canela fueron un gusto destinado solo a los aristócratas.

Leche con cacao crudo

2   cucharaditas de cacao crudo
    en polvo
2   cucharadas de agua caliente
1   taza de leche de tu preferencia
    (de vaca, de almendra, de soya,
    de coco, etcétera)
½   cucharadita de esencia de vainilla
    natural o en vainas
    Stevia al gusto

Disuelve el chocolate en una o dos cucharadas de agua caliente. Calienta la leche. Mezcla el cacao disuelto con la leche. Agrega la vainilla y stevia. Disfrútala.

➜ Más remedios en la página 228

Cuándo usarlo

- Agrégalo a tu dieta regular. Tómalo por la mañana o en cualquier momento para combatir el cansancio, en reemplazo del té o el café.

Consejos y datos

- Puedes llevar en la cartera una barrita de chocolate oscuro, con al menos 75% de cacao para una inyección de energía o por si sientes ansiedad de algo dulce.
- Aunque existen numerosos productos en el mercado que contienen cacao, se ha descubierto que el cacao amargo en polvo, sin azúcar, concentra la mayor cantidad de flavonoides.

✔ Mejorar la atención y el estado de alerta

✔ Combatir el cansancio

✔ Mejorar el estado anímico

Por qué sí funciona

■ El cacao es considerado un superalimento debido al aporte nutritivo de sus componentes, como proteínas, calcio, carotenos, magnesio y ácidos grasos esenciales, entre otros. Además, está repleto de antioxidantes que combaten los radicales libres que atacan las células. Mientras más oscuro es el chocolate, mayor es la cantidad de antioxidantes.

■ La mezcla de los nutrientes del cacao ayuda a mantener el colesterol en niveles normales, mejora la función cardiaca y ayuda a reducir los riesgos de cáncer.

■ También se ha probado que el cacao, en especial si se consume crudo, estimula ciertos neurotransmisores que nos ponen más alegres y nos dan esa sensación de bienestar.

■ De acuerdo a un estudio publicado en *The American Journal of Clinical Nutrition*, los flavonoides presentes en el cacao mejoran las habilidades de la mente. Un grupo de investigadores italianos puso a prueba exitosamente los efectos de los flavonoides del cacao en 90 personas de entre 61 y 85 años de edad durante ocho semanas, con bebidas de 48 mg, 520 mg y 993 mg de cacao al día. Pasado el periodo, quienes consumieron cantidades medias y más altas de flavonoides de cacao mejoraron significativamente la atención y la memoria.

■ En 2012, se realizó otro estudio similar que también demostró que mejora las habilidades de pensamiento frente al deterioro cognitivo leve en los adultos mayores. Además, en estos estudios se encontró que paralelamente a dichos resultados vinculados a la mente, los flavonoides también ayudaron a disminuir la presión arterial y a lograr una mejor resistencia a la insulina.

Caléndula *(calendula)*

Calendula officinalis, calendula arvensis, marigold

Oriunda de los países de la ribera del Mediterráneo y zonas de Asia, la caléndula fue bautizada por los romanos, y quiere decir "calendario pequeño". Popularmente, también la han llamado la flor de la Virgen María, debido a que era usada en algunas ceremonias realizadas por los primeros cristianos católicos. Las culturas griega y romana la incluían en múltiples usos, desde darle color a algunos platillos y quesos, gracias a que es comestible y puede reemplazar al azafrán, hasta para ceremonias y festejos. En India tenía usos tanto culinarios y medicinales como religiosos, ya que era utilizada para elaborar ofrendas para sus deidades. Lo mismo hacían los mayas y los aztecas en este lado del mundo. De hecho, hasta la actualidad es una de las flores más usadas en los adornos de la celebración mexicana del Día de los Muertos.

Compresa de caléndula

2   cucharadas de caléndula deshidratada
1½   tazas de agua caliente

Remoja las hojas en el agua hasta que esta se enfríe. Cuélala y pon las hojas directamente sobre la zona afectada. Envuélvela con gasa o tela de algodón suave. No botes el agua, ya que puedes usarla para mojar la tela y mantenerla húmeda sobre la piel, o para beberla.

→ Más remedios en la página 228

Cuándo usarla
- Como infusión, úsala una vez al día, mientras haya molestia, insomnio o dolor, especialmente después de cenar o una hora antes de ir a dormir.

Consejos y datos
- Consulta con tu médico si puedes preparar una cantidad mayor de infusión y dividir su uso: toma una taza y el resto aplícatela en el rostro después de la limpieza facial y para un baño íntimo desinflamatorio de hemorroides.
- El aceite y otros productos que contengan caléndula siempre deben protegerse de la luz y la humedad.

✔ Aliviar la inflamación
✔ Aliviar las hemorroides
✔ Aliviar dolores musculares
✔ Aliviar el dolor de oídos

✔ Relajar para inducir el sueño
✔ Combatir virus y bacterias bucales
✔ Aliviar dermatitis y úlceras de la piel

Por qué sí funciona

- En 2008, la Asociación Internacional de Hierbas designó a la caléndula "Hierba del Año", por la diversidad de usos y el valor de sus compuestos. Entre sus propiedades se le reconoce como un producto natural analgésico, antiinflamatorio y cicatrizante.

- En 2012, en *Chemistry Central Journal* se publicó un artículo que señalaba que los pétalos de la caléndula contienen altos niveles de antioxidantes, además de luteína, betacaroteno, ácidos grasos y aceites oxigenados.

- La Comisión Alemana E ha aprobado el uso de la caléndula para tratar inflamaciones en la boca y la faringe (garganta) y en heridas y quemaduras. Debido a la riqueza de componentes antiflogísticos que posee, como la calendulina, resulta eficaz para reducir inflamaciones e infecciones, especialmente en las mucosas, como las de la boca o las encías.

- Su uso para tratar hemorroides se debe a su poder antiinflamatorio, así como la ayuda que provee eliminando los gérmenes de los tejidos, previniendo infecciones. Algunas investigaciones sugieren que el uso tópico de caléndula en fisuras anales puede reducir el dolor en personas que no responden al tratamiento con baños de asiento y algunos medicamentos utilizados comúnmente.

- Investigaciones preliminares demuestran que aplicar un producto que contenga mullein, ajo, caléndula y hierba de San Juan en el oído durante tres días reduce el dolor en niños y adolescentes con infecciones del oído (otitis media).

- Otras investigaciones también sugieren que la aplicación de caléndula sobre la piel podría reducir la dermatitis por radiación en personas que reciben radioterapia como tratamiento del cáncer de mama y para la cicatrización de úlceras de las piernas causadas por la mala circulación sanguínea, entre otros.

Canela *(cinammon)*

Cinnamomum zeylanicum

Cuenta una leyenda que la canela apareció en el nido del ave fénix. La mítica ave se habría dedicado durante su vida a reunir nardos, mirra y ramas del árbol del canelo para alimentar el fuego mágico donde se inmoló para renacer.

En el siglo III a.C. los chinos ya conocían las bondades de la codiciada canela. Mientras que en la cultura árabe era un producto tan exclusivo que solo los sacerdotes tenían derecho a manipularla y a ofrecer el primer manojo de la cosecha en sacrificio al sol.

Su procedencia real es incierta. Pero provino de alguna zona asiática y se convirtió en una de las especias más codiciadas en Europa, al punto que a su constante búsqueda le debemos las principales travesías de marinos portugueses, ingleses y españoles que marcaron la historia.

Bebida caliente de canela

1½ tazas de agua
1   vara de canela
½   cucharadita de jengibre fresco rallado (o ⅓ de polvo)
½   cucharadita de cúrcuma rallada (o ⅓ en polvo)
     Cáscara de naranja
1   cucharada de jugo de limón
     Miel o stevia

Pon a hervir el agua con la canela por unos cinco minutos. Apaga y agrega la cúrcuma, la cáscara de naranja y el jengibre. Deja que se enfríe hasta que esté tibia. Agrega el limón y la miel o stevia al gusto. Revuelve bien. Disfrútala de inmediato.

➔ Más remedios en la página 229

Cuándo usarla
- Diariamente si tienes problemas de azúcar.

Consejos y datos
- Puedes agregar media cucharadita o menos de canela en polvo a cualquier postre o bebida que consumas durante el día o agregar una varita de canela a una jarra de agua fría.
- Aunque es un producto seguro en las dosis adecuadas, el exceso puede tener riesgos que incluyen fallos renales, enfermedades en el hígado, problemas de coagulación y daño pulmonar. La dosis máxima es dos cucharadas al día.

✔ Reforzar el sistema inmunológico
✔ Controlar el azúcar
✔ Controlar los triglicéridos y el colesterol
✔ Mejorar la digestión
✔ Mejorar el apetito

Por qué sí funciona

- Las propiedades de la canela se deben principalmente a la corteza, la cual contiene varios compuestos que colaboran con la salud, como cinamaldehído, ácido cinámico y cinamato. Esto le otorga a esta especia propiedades antibióticas, digestivas, antiinflamatorias y expectorantes.
- De acuerdo al portal *DMedicina*, entre los usos y beneficios de la canela más populares está su función como estimulante del apetito y favorecedor de la digestión.
- Según la Agencia Europea del Medicamento (EMA por sus siglas en inglés), está aprobado el uso tradicional de la corteza y el aceite esencial de canela para el tratamiento de trastornos digestivos, como espasmos gastrointestinales, distensión abdominal, flatulencias, pesadez, ardor, dolor de estómago y náuseas.
- De acuerdo a un estudio realizado por la Universidad de Hong Kong, de un total de 26 hierbas y productos naturales usadas a nivel mundial que fueron estudiados, la canela ocupa el primer lugar en cuanto a niveles de antioxidantes.
- Según una investigación realizada por la Thames Valley University de Brendford, en el Reino Unido, si bien no se pueden extraer conclusiones definitivas sobre el uso de la canela como terapia antidiabética, sí se comprobó que esta ayuda a bajar los niveles de azúcar en la sangre, y también puede mejorar la sensibilidad a la hormona insulina, que, como sabemos, es necesaria para mantener equilibrados los niveles de azúcar en la sangre.
- Diversos estudios, como uno realizado en Paquistán, han mostrado que la ingesta diaria de canela, además de ayudar a regular la glucosa en personas con diabetes tipo 2, reduce los niveles de colesterol y triglicéridos.

Cardamomo *(cardamom)*

Elettaria cardamomum, capalaga, ilachi, green cardamom, true cardamom, ceylon cardamom

Su nombre, cardamomo, proviene de la unión de las palabras semita *amõmon* (especiado) y de la griega *kardamon* (berro), que designa a una de las especies más antiguas que se conozca, pues se estima que se usa desde hace unos cuatro mil años, y la tercera más costosa, después del azafrán y la vainilla. Su origen se sitúa en los bosques monzónicos de Bután, Sri Lanka, Nepal y especialmente en los Ghats o montañas occidentales en el sur de India, donde sus plantas eran tan abundantes que se les llamaba "las colinas del cardamomo".

Los antiguos egipcios, chinos e indios utilizaban el cardamomo para un sinfín de propósitos medicinales, pero especialmente para despejar las vías respiratorias, así como para la higiene bucal y para refrescar el aliento. En tanto que los árabes lo unieron al café para crear una bebida única y preciada hasta hoy.

Chai latte

8	onzas de leche vegetal
1	sobre de té negro
1	varita de canela
1	trocito de jengibre
1	clavo de olor molido
1	pizca de nuez moscada molida
1	vaina de cardamomo molida
	Stevia o agave

Pon a hervir la leche con las especias por cinco minutos. Apaga y agrégale la bolsa de té. Deja reposar por 10 minutos. Cuélalo. Endúlzalo y disfruta tu *chai latte*.

➜ Más remedios en la página 229

Cuándo usarlo
- Agrégalo a tu dieta regular. Consúmelo en cualquier momento del día.

Consejos y datos
- Como té, puedes consumirlo por la mañana y antes de dormir.
- Para mantenerlo más tiempo fresco, es mejor comprarlo en vainas enteras, en vez de molido. Así puedes guardarlo hasta por un año y utilizarlo completo, como vaina, solo sus semillas, entero o molido.
- Existe cardamomo verde, negro y uno conocido como Madagascar. El más común y más utilizado es el verde.

✔ Combatir las bacterias que causan el mal aliento o halitosis

✔ Aliviar problemas digestivos

✔ Aliviar el dolor de estómago

✔ Mejorar los síntomas del asma y otros problemas respiratorios

✔ Bajar la presión arterial

✔ Disminuir el colesterol LDL

Por qué sí funciona

■ Se ha comprobado que el aceite extraído de las semillas de cardamomo tiene una combinación de terpeno, ésteres, flavonoides y otros compuestos como el cineol, un antiséptico que mata las bacterias causantes del mal aliento. Un estudio realizado por la Universidad de Kurukshetra, en India, y publicado por *Research Gate* comprobó que posee componentes activos que combaten bacterias patógenas, como *Streptococcus mutans* y *Candida albicans*, de manera eficaz.

■ *Dental Research Journal* publicó en 2012 un artículo que señala que los agentes del cardamomo y su capa externa fibrosa ayudan con la limpieza de los dientes en profundidad, evitando el desarrollo de caries. Además, su sabor ligeramente picante estimula el flujo de saliva.

■ El extracto metanólico del cardamomo es el componente que ayuda a controlar trastornos gastrointestinales tales como acidez, flatulencia y calambres estomacales.

■ Los resultados de un estudio realizado por la Jamia Hamdard University, en India, en 2001, sobre los aceites volátiles del cardamomo, demostraron la capacidad de sus compuestos para inhibir las lesiones gástricas que produce el uso de aspirina y etanol. Además, se registraron sus efectos sobre la mucosidad de las paredes intestinales, la producción de ácido gástrico y la concentración de pepsina.

■ Investigaciones realizadas por la Universidad King Saud, de Arabia Saudita, mostraron que la administración de cardamomo para dolencias cardiovasculares controla el ritmo cardíaco y la hipertensión.

■ El cardamomo contiene micronutrientes que pueden contrarrestar los lípidos en el organismo. Estudios realizados en India, en ratones con una dieta inducida alta en grasas, mostraron que sus enzimas antioxidantes controlan los niveles de colesterol.

Cardo de leche *(milk thistle)*

Silybum marianum, cardo mariano, cardo de María, cardo de la Virgen, cardo santo

Suele confundirse con la alcachofa silvestre pero el cardo de leche es nativo de los países de la ribera del Mediterráneo, pariente de los girasoles y las margaritas. Hoy crece fácilmente en áreas secas y soleadas de prácticamente todo el mundo.

Los antiguos griegos y romanos lo conocieron y extendieron su uso. Hay antecedentes de que los primeros cristianos lo habrían utilizado. Sus hojas tienen unas venas blancas, que al molerlas sueltan una savia lechosa, la cual, según una leyenda, habría tenido su origen en una gota de leche de la Virgen María que cayó sobre la planta. De ahí el segundo término de su nombre científico, *marianum*, y otros comunes relacionados a la historia religiosa.

Sus semillas se utilizan desde hace más de dos mil años tanto en Europa como en Oriente Medio. Asimismo, es parte de la medicina china y la ayurveda para tratar una variedad de dolencias, desde envenenamiento hasta depresión.

Ensalada de cardo de leche

2	tallos de cardo de leche frescos
1	taza de lechuga
½	taza de tomates cereza
¼	de taza de aceitunas negras
	Sal
	Limón
	Aceite de oliva

Pela cuidadosamente los tallos, quitándoles las espinas. Córtalos en trocitos y déjalos remojando un par de horas en agua con sal, para quitarles el amargor. Enjuágalos y mézclalos con la lechuga, el tomate y las aceitunas. Aliña con sal, limón y aceite.

➜ Más remedios en la página 230

Cuándo usarlo
- Puedes agregarlo como vegetal a tu dieta regular y como té, de una a tres veces al día.

Consejos y datos
- Sus hojas y raíz también son comestibles, crudas o cocidas.
- Mantén las semillas crudas en la nevera para que duren frescas y conserven sus propiedades.
- La forma más conveniente de usarlo para desintoxicar el cuerpo es por medio de un suplemento de cardo estandarizado, ya sea en cápsula o líquido.

✔ Nutrir, apoyar y proteger el hígado graso
✔ Limpiar el hígado de toxinas que dejan algunos fármacos

✔ Proteger la vesícula biliar
✔ Proteger el riñón
✔ Bajar niveles de glucosa
✔ Disminuir riesgo de cáncer

Por qué sí funciona

■ De acuerdo a la Universidad de Maryland, el ingrediente activo que protege al hígado es la silimarina, extraída de las semillas. Se cree que repara células hepáticas dañadas por el alcohol y otras sustancias tóxicas, además de proteger las nuevas células. Esto se debe a que la silimarina aumenta la producción de glutatión en el hígado, que es un importante antioxidante en el organismo.

■ Estudios científicos sugieren que también protege al hígado de las toxinas de ciertos medicamentos como el acetaminofén (Tylenol), que en altas dosis puede causar daño hepático.

■ Reduce la inflamación del hígado (hepatitis), mejora la función hepática y aumenta la supervivencia en personas con cirrosis o hepatitis crónica (particularmente hepatitis C). En un estudio con 16 pacientes que no respondieron al tratamiento con interferón y ribavirina, el cardo de leche redujo significativamente la carga viral de la enfermedad. El virus disminuyó a niveles indetectables después de 14 días de tratamiento.

■ En un estudio realizado por el Departamento de Farmacología del Instituto de Plantas Medicinales de Irán en 2006, se descubrió que los pacientes diabéticos que recibieron extracto de cardo de leche en ayunas durante cuatro semanas experimentaron una mejoría significativa en sus niveles de glucosa e insulina.

■ Tiene un efecto desintoxicante suave, ayudando además a aumentar la secreción de bilis y el flujo en los intestinos.

■ Es un poderoso antioxidante. Los primeros estudios de laboratorio sugieren que la silimarina y otras sustancias activas en el cardo de leche pueden tener efectos anticancerígenos, acortando la vida útil de las células cancerosas, entre otros efectos.

Cebada *(barley)*

Hordeum bulgare, hordio, alcacel, mote trigo

La cebada, una planta gramínea, es la más antiguamente utilizada y la más versátil. Ha servido para hacer café, bebidas alcohólicas, medicinas, pan y deliciosos platillos tradicionales. Existen pruebas de su uso para fabricar pan, en vestigios que datan hace más de doce mil años. Se dice que el conocido milagro de la multiplicación de los panes que hizo Jesús de Nazaret habría ocurrido con un pan de cebada, que era el que se consumía en la época.

Los filósofos griegos Pitágoras y Platón recomendaban a sus discípulos consumir pan de cebada porque supuestamente les ayudaba a concentrarse y pensar mejor. Mientras que los médicos Galeno e Hipócrates, también griegos, dejaron constancia de sus consejos sobre beber agua de cebada remojada para curar decenas de enfermedades. Chinos, europeos, árabes, africanos, etcétera, han encontrado en este grano un abanico de posibilidades más extenso que el del trigo.

Cebada para acompañar tu carne favorita

½ taza de cebada
1 taza de agua
1 pizca de sal
1 cucharada de aceite

Si tienes cebada regular, déjala remojando la noche anterior. Si es cebada de cocción rápida, tal medida no es necesaria. Prepárala tal como haces con el arroz, especialmente integral, ya sea en una arrocera o en una olla tradicional. Acompaña con esta el pollo, el pescado, la carne de res, etcétera.

➜ Más remedios en la página 230

Cuándo usarla
- Todos los días, como desayuno o como acompañamiento en el almuerzo o cena.
- Para bajar de peso, hay que consumirla por al menos seis semanas.

Consejos y datos
- Cada vez que preparas cebada hervida, conserva el agua para beberla como infusión o como té frío.
- Puedes beber el agua de cebada cuando se presenten procesos infecciosos o malestar estomacal.
- No le agregues sal o endulzante, de manera que te permita variar su uso para platillos dulces o salados.

✔ Relajarse
✔ Aumentar el consumo de fibra
✔ Mejorar la digestión
✔ Bajar los niveles de azúcar
✔ Disminuir el colesterol

Por qué sí funciona

- Se han estudiado con éxito las cualidades de la cebada: digestiva, desintoxicante, reconstituyente, diurética, antiinflamatoria, antiséptica y laxante, entre otras.
- Ha sido utilizada desde hace siglos en la medicina tradicional china para limpiar la grasa del hígado, para bajar el colesterol y tratar algunos tipos de alergias, entre otros usos; estos efectos médicos están siendo comprobados paulatinamente por la ciencia.
- Es un alimento muy completo. Contiene vitaminas del grupo B y K, ácido fólico, potasio, magnesio, fósforo, hierro, azufre, cobre, cinc, manganeso, cromo, selenio, yodo y molibdeno.
- Posee más proteínas que el trigo pero menos gluten, por lo que puede ser reemplazado en dietas bajas en gluten.
- Ayuda con la rigidez de los capilares, evita la acumulación de grasas en el hígado y protege el sistema nervioso, ayudando a combatir problemas como la ansiedad.
- En 2010, una investigación realizada por el Instituto Nacional de Salud de Seúl, en Corea, estableció que puede beneficiar el nivel de azúcar en la sangre porque retrasa su absorción en el torrente sanguíneo.
- Un estudio realizado por la Universidad de California demostró que el consumo de cebada estimula la reducción de colesterol "malo" (LDL), ya que contiene sustancias que inhiben y bloquean su producción en el hígado, que además se potencian con el importante aporte de la fibra soluble que contiene.
- Otras investigaciones también han probado que protege las mucosas intestinales irritadas, posee ciertas enzimas con efectos anticancerígenos, ayuda al sistema digestivo, elimina el estreñimiento y equilibra la flora intestinal, gracias precisamente a su fibra soluble.

Centella asiática *(centella asiatica)*

Pennywort mandukparni o indio o jalbrahmi, goku kola

En Asia se conoce a la centella asiática como "hierba del tigre", porque, según una leyenda, el tigre de Bengala cura sus heridas revolcándose sobre esta planta y lamiéndolas con la saliva impregnada de su jugo. Aparece mencionada como *brahmi* en el *Sushruta Samhita*, un antiguo texto médico indio, utilizado desde hace tres mil años. En tanto, en China se le considera uno de los "elíxires milagrosos de la vida".

En 1852 comenzó a ser mirada seriamente a nivel científico gracias al Dr. Boileau, un médico inglés residente en India que padecía de lepra y que se recuperó tras experimentar en sí mismo con esta planta. Luego fue estudiada ampliamente, y los resultados fueron publicados en las principales revistas médicas de la época. Asimismo fue incluida en la *Materia Médica India*, en el *Códex Francés* y la *Real Farmacopea Española*. Actualmente está inscrita en las principales farmacopeas del mundo.

Infusión para tratar la piel (heridas, úlceras, prevención de arrugas, etcétera)

1 cucharada de hojas secas de centella asiática
2 tazas de agua caliente

Remoja las hojas en el agua hasta que esta se enfríe. Luego empapa una toalla con el agua y ponla en la zona afectada como cataplasma, o aplícala con una almohadilla de algodón en la piel del rostro y cuello sin maquillaje.

→ Más remedios en la página 231

Cuándo usarla

- Como té, diariamente, una o dos tazas. De preferencia en la noche, antes de dormir.
- Como loción para la piel o la celulitis, diariamente, después de limpiar el rostro o después del baño.

Consejos y datos

- También la puedes encontrar como suplemento.
- Recuerda que tiene efectos relajantes, así es que si la consumes, es mejor hacerlo por la noche.
- No la consumas si estás tomando otros medicamentos u otros productos naturales, especialmente aquellos que causen sedación.

✔ Mejorar la concentración
✔ Estabilizar el sistema nervioso
✔ Contrarrestar la celulitis

✔ Eliminar cicatrices
✔ Inhibir los signos de envejecimiento
  de la piel (arrugas, imperfecciones)
✔ Tratar lesiones ulcerosas en la piel

Por qué sí funciona

- En 2010, la *Indian Journal of Pharmaceutical Sciences* publicó una revisión completa de los usos medicinales de la centella asiática. Según esta publicación, sus principales compuestos, triterpenoides y saponinas, tienen amplias acciones terapéuticas, ya que estimulan el flujo de sangre a las células, protegiéndolas contra infecciones y acelerando el proceso de curación. Recomienda su uso para cicatrización de heridas, afecciones de la piel (lupus, úlceras varicosas, eccema, psoriasis), diarrea, fiebre, enfermedades del tracto genitourinario femenino, ansiedad y pérdida de memoria.

- Al mejorar la circulación, la centella asiática ayuda a incrementar la formación de colágeno nuevo, mejorando la elasticidad de la piel, engrosándola y evitando también la retención de líquido, lo que la hace muy valiosa para combatir la celulitis.

- Algunos estudios han demostrado que la centella asiática aumenta las capacidades cognitivas, debido al impacto positivo que puede tener en el sistema circulatorio al oxigenar el cerebro. Asimismo, sus efectos antioxidantes estimulan las vías nerviosas, eliminando la placa y los radicales libres del cerebro. Algunas pruebas publicadas por la *International Journal of Alzheimer's Disease* sugieren que puede retrasar los efectos de la enfermedad de Alzheimer y la demencia senil, mejorando notoriamente la memoria y la actividad cerebral.

- La centella asiática ejerce efectos calmantes en el sistema nervioso, lo cual puede reducir el estrés y estimular el sueño. Distintas investigaciones, como una realizada en West Palm Beach, Florida, también han revelado que puede disminuir la ansiedad y la depresión.

- Otro estudio realizado en 2011 en Tailandia demostró que las propiedades antioxidantes de la centella asiática mejoran la resistencia física y aumentan la fuerza en personas sanas de edad avanzada.

Cerezas *(cherry)*

Prunus avium, guinda

El origen de las cerezas está en Asia Menor, en las zonas aledañas al mar Negro y al mar Caspio, donde su especie ácida era conocida y usada por las primeras civilizaciones. Hay evidencias de su uso para un tipo de bebida alcohólica hace unos seis mil años antes de la era cristiana. Según los relatos del escritor y naturalista romano Gayo Plinio Segundo, fue el militar romano Lúculo quien introdujo el cerezo en la península itálica. Plinio cuenta que en el siglo I, Lúculo, famoso por su exquisito gusto a la hora de comer, en una de sus batallas en contra de Mitrídates el Grande, llegó a Cerasunte, en la costa turca, donde encontró esta fruta exquisita que decidió llevar a Roma. Los romanos, que ya eran expertos en técnicas de cultivo e injertos, crearon nuevas variedades y extendieron sus cultivos por todo el imperio.

Jugo de cerezas para mejorar el ciclo de sueño

½ taza de cerezas sin semilla (regulares o cerezas agrias)
1 taza de agua

Licúa muy bien y bébelo.

➜ Más remedios en la página 231

Cuándo usarlas
- Como jugo, si no tienes problemas de azúcar, diariamente: un vaso por la mañana y otro una hora antes de ir a dormir, hasta regularizar el ciclo de sueño. Luego puedes tomar solo un vaso antes de dormir.
- Antes y después de realizar una sesión de ejercicios.

Consejos y datos
- No agregues azúcar.
- No compres jugos preparados, pues tienen azúcar o edulcorantes y conservantes químicos.
- No exageres la cantidad de cerezas, para no aumentar el nivel de azúcar en el cuerpo.

✔ Dormir más rápido y mejor
✔ Disminuir la inflamación
✔ Dolor en tendones y músculos

✔ Recuperarse tras una sesión de ejercicio
✔ Combatir signos de la edad en la piel

Por qué sí funciona

- Investigadores de las universidades de Texas, Columbia (Nueva York) y Extremadura (España), entre otras, han comprobado sus efectos para conciliar el sueño. Un estudio realizado en Reino Unido mostró que los adultos que beben jugo de cerezas antes de acostarse, se duermen 15 minutos antes, logrando un sueño más profundo debido a que son los alimentos naturales con mayor concentración de melatonina.

- Otro estudio realizado por el Centro Médico de la Universidad de Rochester, en Estados Unidos, indicó que tomar un vaso de jugo de cerezas durante la mañana y otro antes de dormir mejora la calidad de sueño y ayuda a sentirse mejor durante el día.

- Ayudan anímicamente, ya que contienen grandes cantidades de triptófano y serotonina.

- Combaten el envejecimiento celular, gracias a las vitaminas A y C.

- En noviembre de 2015 la *Journal of The International of Sports Nutrition* publicó un estudio realizado en Texas A&M University que sostenía que si se toma un suplemento de cereza agria antes y después de hacer ejercicios, se atenúa el dolor muscular y se mejora la recuperación, disminuyendo la inflamación y estrés oxidativo. Otro estudio realizado en Brasil ese mismo año también comprobó que su consumo diario atenúa el daño e inflamación de músculos y tendones, producto de la oxidación.

- Las antocianinas de las cerezas eliminan el ácido úrico, ayudando así a pacientes de gota, mientras sus polifenoles actúan sobre la inflamación y el dolor artrítico.

Ciruela camu camu *(American carob)*

Myrciaria dubia, huarango, cacarí

Hasta hace poco, la existencia de la ciruela camu camu era uno de los secretos mejor guardados. Crece en los bordes pantanosos de los ríos de algunos bosques recónditos del Amazonas peruano, colombiano y brasileño. Solo los indígenas locales disfrutaban de las bayas ácidas, parecidas a las cerezas, de este arbusto. Su sabor es tan intenso que los nativos la mezclan con leche, otras frutas y azúcar. O bien la utilizan como tintura o cebo de pesca. Desde que fue descubierta por foráneos hace pocos años ha sido considerada un "superalimento". De la noche a la mañana se convirtió en uno de los productos amazónicos más populares, a tal punto que hoy en día los agricultores locales tratan de producir lo suficiente para satisfacer las necesidades del mercado, tratando de no acabar con la especie ni que deje de ser un producto orgánico y sustentable.

Batido de bayas con camu camu

8   onzas de leche vegetal (de almendra o de coco)
1   taza de bayas mixtas (fresas, frambuesas, arándanos azules)
½   taza de dátiles o uvas pasas
1   cucharadita de camu camu en polvo

Licúa todo y disfrútalo.

Mascarilla de camu camu

2   cucharaditas de camu camu
2   cucharaditas de aceite de oliva o de coco
      Licúa todo y disfrútalo.

Mezcla bien y aplica la pasta sobre el rostro después de limpiarlo. Deja actuar por 20 minutos y luego enjuaga con agua tibia.

Cuándo usarla
- Incorpórala a tu dieta regular. Una vez al día o cada dos o tres días, a la hora del desayuno o la merienda.

Consejos y datos
- La única manera de conseguirla es en polvo. Pero está disponible en prácticamente todos los mercados.
- Empieza a usar media cucharadita o menos mientras te acostumbras a su acidez.
- Puedes agregarla a cualquier batido, jugo de frutas o vegetales, al yogur, a la avena, etcétera.
- Si estás en tratamiento de quimioterapia, evita usarla, ya que podría interferir con algunos medicamentos.

✔ Reforzar el sistema inmunológico
✔ Antiinflamatorio
✔ Apoyar la salud de los ojos
✔ Tratar la inflamación de las encías
✔ Tratar los herpes bucales

Por qué sí funciona

■ Un estudio realizado por la Universidade Luterana do Brasil en 2012 en ratones, para verificar la capacidad antioxidante y la toxicidad o protección a los genes que ejerce el jugo de camu camu, comprobó que la cantidad de vitamina C que contiene es altísima (52.5 mg/ 100 ml). No mostró ningún efecto dañino sobre las células ni toxicidad o muerte. En cambio mostró actividades que combaten los factores dañinos externos al organismo y su componente genético, al igual que actividades antioxidantes.

■ Las ciruelas camu camu tienen uno de los niveles más altos de vitamina C en una planta: 60 veces más que una naranja y 56 veces más que un limón. Un estudio realizado en 2016 en Irán comprobó que fortalecen el sistema inmunológico, desintoxican y bloquean los radicales libres que ejercen un efecto genético negativo.

■ Además de la vitamina C, también contienen una potente mezcla de aminoácidos (serina, leucina y valina), así como fitoquímicos y minerales que pueden proteger y defender al organismo de distintas enfermedades y condiciones, en particular de índole infecciosa.

■ Entre los minerales que contiene la ciruela camu camu se encuentra el manganeso, que es vital para la salud de los huesos.

■ Las ciruelas camu camu se usan para tratar la inflamación y la salud de las encías. También se ha probado su efectividad para tratar el herpes bucal y otras infecciones virales.

■ Contienen 355 microgramos de carotenoides, algunos en alta concentración, como betacaroteno y zeaxantina, lo cual las hace idóneas para apoyar la salud de los ojos y la visión.

Ciruela kakadu *(kakadu plum)*

Terminalia ferdinandiana, gubinge, murunga, marnybi, manmohpan, ciruela silvestre, ciruela verde, billygoat plum

Los aborígenes australianos gaagudju de la zona conocida como Arnhem han consumido la ciruela kakadu desde hace miles de años. Actualmente, la ciencia ha comprobado que es un alimento completo y curativo. No en vano forma parte de los denominados *Bush Tucker* de Australia, un compendio de 500 productos silvestres que han sido base en la dieta de los aborígenes y en sus suministros de emergencia. Para algunos pueblos que viven en las montañas nevadas australianas, debido al crudo clima de la zona, durante meses cuentan con esta fruta como único alimento. Por eso la consideran como un regalo del cielo y el fruto perfecto. Hoy en día, las comunidades dedicadas a su cosecha la consumen como un ritual que les asegura la ayuda para combatir las distintas enfermedades que pudieran enfrentar durante el año.

Granola con leche vegetal y ciruela kakadu

1	taza de leche de arroz, almendra, coco o soya
½	taza de granola
1	cucharada de uvas pasas
½	cucharada de pistacho molido
1	taza de ciruelas kakadu frescas o congeladas, picadas en trocitos

En un recipiente pon la granola junto a las ciruelas kakadu y uvas pasas. Agrega la leche. Termina esparciendo el pistacho encima. Disfruta.

Batido verde con ciruela kakadu

8	onzas de leche de coco o almendra
2	cucharadas de ciruela kakadu en polvo
1	kiwi
1	taza de espinacas

Mezcla todos los ingredientes en una licuadora y disfrútalo bien frío.

Cuándo usarla

- Agrégala a tu dieta regular como merienda una vez al día.

Consejos y datos

- Si tienes problemas de estreñimiento, puedes consumir ciruela kakadu dos veces al día. No exageres, ya que tiene alto contenido de fibra y acción laxante.
- No es fácil conseguir la ciruela kakadu fresca en todos los lugares. Pero además del polvo concentrado, puedes conseguirla congelada, en suplementos, jarabe o extracto en tiendas naturistas y por internet.

✔ Reforzar el sistema inmunológico
✔ Fortalecer la salud cardiovascular
✔ Prevenir el Alzheimer
✔ Combatir el envejecimiento
✔ Tratar el estreñimiento

Por qué sí funciona

- La ciruela kakadu ha sido reconocida internacionalmente como un "superalimento" por su importante aporte nutritivo de minerales y antioxidantes, entre otros.
- También es alta en fibra dietética, ayudando a eliminar los residuos acumulados en el colon, induciendo el movimiento y contracción intestinal, y contribuyendo a una sensación de saciedad.
- Un estudio publicado en *Food Chemistry* reunió información de sus diversos niveles de compuestos fenólicos y antioxidantes. Por su contenido de ácido elágico, por ejemplo, ha sido investigada por organismos dedicados a buscar una cura para el cáncer, ya que la ciruela kakadu tiene efectos anticarcinógenos en una amplia gama de tejidos humanos, incluyendo el mamario.
- También contiene fitoquímicos como el ácido gálico que, de acuerdo con un estudio publicado en la edición de marzo de 2006 de la *Revista de Ciencias Toxicológicas*, tiene propiedades antibacterianas, antivirales, antifúngicas, antiinflamatorias y antitumorales.
- De acuerdo a investigaciones hechas por la Edith Cowan University's Foundation of Ageing and Alzheimer's Disease, de Australia, podría ser una de las mejores aliadas para combatir enfermedades relacionadas con el envejecimiento del cerebro, específicamente el Alzheimer. Esto se debe a que se ha descubierto que sus propiedades antioxidantes podrían ser hasta siete veces mayores que las de la cúrcuma, que era considerada como uno de los productos naturales con mayor concentración.
- El aporte tan contundente de vitamina C de esta fruta también puede ser efectiva para la salud coronaria, pues ayuda a disminuir la presión arterial, la diabetes, el colesterol y la masa corporal, que inciden en la salud del corazón.

Citronela *(camel grass)*

Cymbopogon schoenanthus, zacate limón, hierba de limón,
limonaria, limoncillo, caña santa, malojillo

La citronela no tiene absolutamente nada que ver con la familia de los
cítricos, salvo el aroma en común con el limón. En el siglo XVI, el naturalista español Francisco Hernández de Toledo incluyó a la citronela en
su compendio de tres mil plantas utilizadas por los nativos en México
para tratar distintas dolencias y problemas. De acuerdo a sus relatos,
usaban lo que allí llamaban zacate limón como antiespasmódico, anti-
palúdico, antitusígeno, estimulante y para quitar el enrojecimiento de la
piel, entre otros. Sin embargo, durante siglos esta planta solo fue usada
por chamanes y curanderos.

A principios de 1900, la Sociedad Mexicana de Historia Natural reto-
mó el uso de la citronela y de ahí en adelante su popularidad ha crecido
como uno de los productos naturales imprescindibles para mantener a
los mosquitos lejos de nuestro radar.

Desodorante natural de citronela

10 cucharadas de aceite esencial de citronela
10 cucharadas de aceite de coco líquido
2 cucharaditas de bicarbonato

En un recipiente para mezclar, incorpora el bicarbonato con el aceite de coco hasta que se disuelva por completo. Agrégale el aceite de citronela. Mezcla bien. Guarda la mezcla en una botella de plástico limpia.
Para usarla, puedes aplicar unas gotas de la mezcla directamente sobre la piel utilizando una bolita de algodón.

➜ Más remedios en la página 232

Cuándo usarlo
- Antes de realizar acti-vidades al aire libre, o después del baño para disminuir o evitar alergias cutáneas.
- Es necesario repetir la aplicación sobre la piel cada hora, para que sea más efectivo.

Consejos y datos
- Mantén un frasco peque-ño de aceite de citronela en tu guantera para usarlo en cualquier actividad al aire libre.
- Puedes poner el pañuelo untado con aceite sobre el volante del automóvil si vas manejando, o sobre el escritorio si estás estu-diando o trabajando.

✔ Funcionar como repelente de insectos
✔ Funcionar como desodorante corporal
✔ Estimular el sistema nervioso

✔ Mejorar el estado anímico
✔ Ayudar a relajar
✔ Ayudar en el tratamiento contra hongos, bacterias y virus

Por qué sí funciona

■ Varios estudios han demostrado que los compuestos geraniol y neral del aceite esencial de la citronela poseen propiedades antibióticas. Funcionan contra las bacterias *Staphylococcus aureus, Bacillus subtilis, Escherichia coli, Pseudomona aeruginosa, Mycobacterium smegmatis,* y los hongos *Candida albicans, C. pseudotropicalis,* entre otros.

■ Precisamente gracias a las 232 propiedades antisépticas de su aceite, la citronela funciona como desodorante corporal y ambiental, ya que elimina las bacterias causantes del mal olor.

■ Su olor acre espanta a los mosquitos y otros insectos como solo algunos químicos lo logran. Desde mediados de 1900, en Estados Unidos se le reconoce como un producto seguro para alejar los mosquitos que contagian el dengue, así como para evitar las moscas. Incluso, para uso en niños como repelente y prevención de piojos.

■ De acuerdo a una publicación en la revista digital de la Universidad Nacional Autónoma de México, se ha demostrado un gran número de acciones farmacológicas tales como antibiótica de amplio espectro, hipotérmica, antiinflamatoria, diurética, antiespasmódica, depresora del sistema nervioso central e hipocolesterolémica.

■ Sobre los efectos psicológicos de su aroma sobre el sistema nervioso central se ha demostrado que ayuda a la relajación, mejora el estado de ánimo, revitaliza, controla el estrés, la ansiedad, la depresión, el insomnio y el manejo de las emociones.

■ Un estudio realizado en Irán por la Universidad de Ciencias Médicas en 2014 demostró que puede ser utilizado en aromaterapias en mujeres embarazadas, ya que sus ingredientes activos ayudan a disminuir hasta en un 70% la ansiedad de manera segura durante el embarazo y trabajo de parto.

Clavo de olor *(clove)*

Syzygium aromaticum, Eugenia caryophyllata

Los clavos de olor, esos pequeños trocitos de madera, son brotes de flores secas de un árbol oriundo de las Molucas o Islas de las Especias, Indonesia. Se han encontrado vestigios de ellos en algunos barcos y artefactos de arcilla en Siria, del año 1721 a.C. Los chinos ya los usaban alrededor del año 226 a.C. El emperador de la dinastía Han obligaba a quienes tenían audiencia con él a masticarlos previamente para asegurarse de que tuvieran buen aliento. En la Edad Media los comerciantes musulmanes estuvieron a cargo de su comercio, y hasta Simbad el Marino, el personaje de *Las mil y una noches*, habría negociado con cargamentos de clavos de olor.

En Inglaterra, durante la época victoriana, regalar una naranja o mandarina cubierta de clavos enterrados era un detalle muy sofisticado entre la nobleza para indicar aprecio. Y también se convirtió en una "vacuna natural" contra la peste bubónica.

Infusión de clavo de olor para tratar inflamación, flatulencia, dolor de estómago y náuseas

3   clavos de olor
1½ tazas de agua
    Miel o stevia al gusto

Pon a hervir el agua con los clavos en una olla pequeña. Hierve por cinco minutos. Apaga y deja reposar.
Endulza con miel o stevia. Disfrútalo.

➜ Más remedios en la página 232

Cuándo usarlo
- Cada vez que lo necesites. Puedes incorporarlo también a tus comidas y bebidas, saladas o dulces diariamente, especialmente si tienes problemas gastrointestinales.

Consejos y datos
- Bébelo como infusión, después de comer, si sientes alguno de los síntomas.
- Úsalo como empaste temporal para aliviar el dolor de muelas, mientras consigues una cita con tu dentista.
- Como loción para la piel, lo puedes usar hasta que la infección desaparezca.
- Como refrescante del aliento, úsalo diariamente.

✔ Tratar la inflamación

✔ Aliviar el dolor

✔ Aliviar el dolor de cabeza intenso

✔ Aliviar el dolor de encías y dientes

✔ Combatir infecciones, virus y bacterias

✔ Tratar la hinchazón estomacal

✔ Aliviar la náusea

✔ Combatir los gases intestinales

✔ Tratar problemas menores de la piel

✔ Tratar el acné

Por qué sí funciona

■ De acuerdo a los valores de antioxidantes de los alimentos conocidos como medidas ORAC (*Oxygen Radical Absorbance Capacity*) desarrollados por el National Institute on Aging y los National Institutes of Health, el clavo de olor posee 290,283 unidades, uno de los valores más altos en antioxidantes presentes en los productos naturales. Este valor es 50 mil veces más alto que el del sorgo, el alimento que le sigue en la lista.

■ Tiene un efecto carminativo, es decir, elimina los gases y flatulencias en el tracto digestivo y ayuda con el movimiento intestinal.

■ Un estudio realizado por la Universidad de Trípoli, en Libia, en 2015, comprobó el poder antiinflamatorio y analgésico del elevado nivel de aceite esencial que contiene el clavo de olor. Este ayuda en casos de dolor de muelas, dientes o encías.

■ El clavo de olor también funciona como antiséptico para las infecciones orales y como antimicrobiano de amplio espectro. De acuerdo a una investigación realizada por la Facultad de Odontología de la Universidad de Iowa, en Estados Unidos, sus compuestos también ayudan a detener el crecimiento de enfermedades orales, como las caries. En tanto, la *Journal of Dentistry* publicó en 2006 un estudio que comparó su efecto anestésico con el de la benzocaína, demostrando que es tan efectivo como este fármaco, pero mucho más seguro, especialmente para niños pequeños.

■ La *Brazilian Journal of Microbiology* publicó en 2012 un reporte de investigadores de la Universidad de Buenos Aires, quienes, tras estudiar el poder antimicrobiano del clavo de olor, descubrieron que este tiene efecto mayor sobre la E. coli y la Staphhylococcus aureus, que causa el acné, y la *Pseudomonas aeruginosa,* que causa neumonía.

Cohosh negro *(black cohosh)*

Cimicifuga racemosa, cimicífuga, bugbane, raíz de culebra negra, serpentaria negra, hierba de San Cristóbal

El cohosh negro es una raíz originaria de Estados Unidos y Canadá, a la que se le conoce popularmente como "la planta femenina", pues es uno de los productos naturales más usados para tratar todo tipo de problemas relacionados con el ciclo menstrual, desde antes de la llegada de los europeos a estas tierras. Los indígenas norteamericanos también preparaban un té como remedio para la malaria, las mordeduras de serpiente, los desórdenes nerviosos y la inflamación de garganta. Cuando los colonos europeos lo conocieron, inmediatamente lo exportaron al Viejo Continente, donde se convirtió en un remedio muy popular para tratar trastornos femeninos. En el siglo XIX, algunos médicos lo prescribían a mujeres en tratamientos de histeria, la cual se consideraba un problema relacionado al deseo sexual reprimido. Desde mediados del siglo pasado, es uno de los productos naturales más usados en todo el mundo para tratar los síntomas de la menopausia.

Infusión de raíz de cohosh negro

1   trocito de raíz de cohosh negro fresco o deshidratado
1½ tazas de agua
½   cucharada de cáscara de limón
    Stevia al gusto

Pon a hervir el agua con la raíz de cohosh negro en una olla pequeña. Deja que hierva durante cinco minutos. Apaga y agrega la cáscara de limón. Deja reposar otros 10 minutos. Agrégale stevia y disfrútala.

➜ Más remedios en la página 233

Cuándo usarlo
- Dos o tres veces al día, por un período de al menos seis meses.

Consejos y datos
- Si prefieres optar por suplementos de cohosh negro, el Centro Médico de la Universidad de Maryland recomienda tomar 40 mg, con un máximo de 80 mg por día.
- Si eres alérgico a la aspirina, debes usarlo con precaución, ya que se ha determinado que contiene pequeñas cantidades de ácido salicílico.
- Evítalo si tienes problemas de hígado, historial de coágulos sanguíneos, trastornos convulsivos o hipertensión.

✔ Calmar y relajar
✔ Combatir la inflamación (osteoartritis, artritis reumatoide, neuralgia)
✔ Tratar los síndromes premenstrual y menstrual
✔ Aliviar trastornos de la menopausia (sofocos, irritabilidad, cambios de sueño, cambios de humor)
✔ Proporcionar un reemplazo hormonal natural

Por qué sí funciona

■ De acuerdo con el Centro Nacional de Medicina Complementaria y Alternativa, de Estados Unidos, el valor potencial del cohosh negro como ayuda para la menopausia ha captado la atención de la comunidad científica más que cualquier otra planta.

■ Diversas investigaciones demuestran que elimina o reduce muchos de los síntomas asociados a la menopausia o a deficiencias hormonales en pacientes con extirpación de matriz u ovarios, como una realizada en Australia en 2016.

■ Un estudio llevado a cabo en Alemania demostró que mejora significativamente los síntomas físicos y psicológicos de la menopausia. Otro estudio verificó que controla la depresión y la ansiedad en mujeres menopáusicas, mejor que los estrógenos o el diazepam.

■ Distintos centros de investigación canadienses realizan estudios desde agosto de 2015 para demostrar vínculos entre su uso y el alivio de problemas hormonales en mujeres con cáncer de mama y en hombres con cáncer de próstata.

■ También ha sido reconocido como un sedante suave. Un estudio clínico realizado en China, en 2015, con mujeres posmenopáusicas que manifestaban problemas para dormir, demostró que mejoraban considerablemente la calidad del sueño al complementar su dieta con cohosh negro.

■ Estudios preliminares también sugieren que posee características antiinflamatorias asociadas a la osteoartritis y a la artritis reumatoide. Una revisión de estudios científicos llevó a los investigadores a concluir que la combinación de cohosh negro con otros productos naturales, como corteza de sauce, zarzaparrilla, corteza de álamo, entre otros, puede ayudar a aliviar los síntomas.

Cúrcuma *(curcumin)*

Curcuma longa, cúrcuma aromática o doméstica,
safran bourbon, yu jin

La cúrcuma se ha usado durante milenios en la medicina oriental. Se ha reportado su uso en India desde hace más de 4 mil 500 años. Un grupo de antropólogos encontró restos de vasijas en Nueva Delhi que datan aproximadamente del año 2,500 a.C., que contenían tres superalimentos: ajo, jengibre y cúrcuma. En la medicina ayurveda la cúrcuma recibe más de cien nombres, por ejemplo: *jayanti*, que significa "alguien victorioso sobre las enfermedades". Hasta el día de hoy los seguidores de ese sistema de medicina lo usan para tratar las vías respiratorias y curar heridas, contusiones e inflamaciones. En algunas comunidades hindúes, en las bodas, el hombre enlaza una cadena amarilla teñida con cúrcuma alrededor del cuello de la novia, para simbolizar que ella está a cargo de su casa.

Infusión de cúrcuma

1	raíz pequeña de cúrcuma
¼	de cucharadita de pimienta negra (o tres semillas de canela negra)
½	cucharadita de canela en polvo (o una vara)
4	tazas de agua
	Stevia al gusto

Pon a hervir en un recipiente el agua con todos los ingredientes. Deja hervir por dos minutos y luego apaga. Deja reposar por unos 10 minutos y luego comienza a beber la infusión.

➜ Más remedios en la página 233

Cuándo usarla

- Agrégala a tu dieta y consúmela de una a cuatro veces al día.

Consejos y datos

- Si sufres de dolores en las articulaciones o en los músculos, comienza consumiendo al menos una onza de cúrcuma (media cucharadita en polvo) diaria durante diez días.
- La cúrcuma potencia sus beneficios en el organismo si la consumes junto con pimienta negra. Esto se debe a que la piperina de la pimienta ayuda a absorber mejor la curcumina.
- No la consumas en las dos semanas previas a una cirugía ni en las dos semanas posteriores a esta.

✔ Combatir la inflamación general
✔ Tratar dolores de articulaciones o musculares

✔ Tratar la depresión
✔ Bajar el azúcar
✔ Bajar el colesterol
✔ Ayudar a la anticoagulación

Por qué sí funciona

■ Se ha comprobado que la cúrcuma es efectiva en numerosas dolencias y problemas de salud, gracias a varios ingredientes químicos, especialmente la curcumina.

■ Existen más de seis mil estudios sobre el uso de la curcumina para tratar distintas enfermedades y problemas. Y en gran parte de estos se ha demostrado que es tan poderosa en cuanto a sus beneficios como algunos fármacos. Por ejemplo, es tan efectiva como el ibuprofeno para desinflamar las células. También se ha demostrado que tiene tantos efectos anticoagulantes como la aspirina, así como antidepresivos como el Prozac; asimismo, que es tan efectiva para bajar el colesterol como el Lipitor, y para bajar el azúcar como la metformina, entre otros.

■ Su mayor beneficio comprobado es su capacidad antiinflamatoria, una de las más poderosas que se conoce. De acuerdo a un estudio publicado en la revista *Oncogene*, se ha demostrado que puede ser incluso más efectiva que el ibuprofeno y la aspirina.

■ También posee un fuerte poder analgésico, por lo que resulta un producto altamente recomendado para tratar la artritis y otros problemas similares. En un estudio publicado por la *Phytotherapy Research* en 2012, se demostró que resulta más efectiva para tratar el dolor y la inflamación que el diclofenaco de sodio, con la ventaja de que no presenta riesgo de desarrollar otros problemas gastrointestinales o cardíacos.

■ Distintos estudios han demostrado que tiene grados de efectividad en un sinfín de dolencias relacionadas con los intestinos y el colon, así como con problemas del sistema broncopulmonar. Incluso se utiliza como tratamiento complementario para el Alzheimer, la diabetes, el lupus eritematoso sistémico (LES) y la tuberculosis, entre otros.

Diente de león *(dandelion root)*

Taraxacum officinale, amargón, kukraundha, kanphool, nariz de cerdo, endibia salvaje

Diente de león, el nombre de esta planta nativa de Europa y el Himalaya, proviene del francés *dent de lion* y hace alusión a los bordes dentados de sus hojas. Tiene una larga historia de uso terapéutico, especialmente su raíz, que también ha sido usada como sustituto del café y para hacer vino. Su primera mención como medicina está en escritos de médicos árabes de los siglos X y XI. También fue muy valorada entre 1500 y 1600 por médicos botánicos como los ingleses John Gerard, boticario del rey Jaime I y de la reina Elizabeth I, y John Parkinson, director de los Jardines Reales de Hampton Court y autor de una de las enciclopedias más completas de hierbas y sus usos medicinales. En India se ha utilizado durante siglos para tratar problemas hepáticos y para uso culinario por su valor nutritivo, pues entre otras cosas contiene tanto hierro como la espinaca.

Infusión de diente de león para desintoxicar el hígado, la vesícula y los riñones

30 g de raíz de diente de león (¼ de taza)
30 g de hojas de diente de león (¼ de taza)
4   tazas de agua

Pon a hervir la raíz y las hojas durante cinco minutos. Deja reposar unos 10 minutos. Cuélala y bebe una taza antes de cada comida, tres o cuatro tazas durante el día.

➜ Más remedios en la página 234

Cuándo usarlo
- Esporádicamente, salvo indicación de un especialista para apoyar un tratamiento. Antes o después de una comida pesada. Usar dosis y frecuencia de acuerdo a las indicaciones específicas.

Consejos y datos
- Se utiliza tanto la raíz como las hojas.
- Además del té, se puede usar como suplemento en extractos líquidos, tabletas y cápsulas, siguiendo las indicaciones.
- Es posible encontrarla en suplementos, sola o combinada con otras hierbas. Lo mismo ocurre en su versión herbal.

✔ Tratar gases y molestias estomacales
✔ Aumentar y eliminar la orina
✔ Proteger toxicidad del hígado causada por acetaminofén

✔ Proteger funciones de hígado, riñón y vesícula biliar
✔ Proteger contra daño oxidativo
✔ Tratar inflamación y enrojecimiento

Por qué sí funciona

■ Según la Universidad de Maryland, sus hojas actúan como diurético, estimulan el apetito y ayudan a la digestión. Su flor tiene propiedades antioxidantes y puede ayudar a reforzar el sistema inmunológico. Los herbolarios usan la raíz para desintoxicar el hígado y la vesícula biliar, y las hojas para ayudar a la función de los riñones.

■ En 2011, el Instituto de Medicina Agrícola de Polonia probó distintas hierbas de uso terapéutico para verificar la presencia de ácido quinurénico, un aminoácido que ayuda al sistema digestivo, específicamente con la producción de bilis. La mayor concentración se detectó en diente de león, demostrando que puede apoyar el sistema digestivo, la producción de bilis y la expulsión de toxinas del cuerpo.

■ En 2010, la Università G. d'Annunzio Chieti-Pescara, en Italia, estudió la respuesta inmune natural de la alcachofa, diente de león, cúrcuma y romero, utilizados comúnmente para tratar desórdenes hepáticos y de vesícula biliar. Los resultados positivos justifican estos usos.

■ En un estudio realizado en 2012 por la Universidad Federal de Santa Maria, en Brasil, se descubrió que el extracto de diente de león presentaba una considerable actividad antioxidante que contrarresta la toxicidad hepática de medicamentos como el acetaminofén. Otros estudios en animales también han tenido éxito al vincular algunos efectos beneficiosos del uso de esta hierba para combatir ciertos problemas hepáticos.

■ Investigaciones realizadas por el IMDEA Food Institute, de España, en 2012, y por la Sookmyung Women's University, de Seúl, Corea del Sur, en 2007, entre otras, sugieren que contiene compuestos antioxidantes, antiinflamatorios y resistentes al enrojecimiento.

Equinácea *(coneflower)*

Echinacea purpurea, flor de cono americano, brauneria angustifolia, brauneria pallida, brauneria purpurea, flor de peine

La equinácea es una de las hierbas catalogadas como patrimonio de América del Norte, específicamente de las Montañas Rocosas, de donde es originaria. Estudios arqueológicos han encontrado evidencias de su uso por los nativos de las grandes llanuras desde hace más de 400 años. Ellos la utilizaron en el tratamiento de infecciones, heridas, la fiebre escarlatina y enfermedades de transmisión sexual como sífilis, malaria y difteria, entre otras. Los colonos europeos validaron sus propiedades y la incorporaron a sus usos medicinales. Su cultivo se extendió a Canadá y Europa. Especialmente durante los siglos XVIII y XIX, esta hierba fue muy popular y fue incorporada en el *US National Formulary* entre los años 1916 y 1950. Asimismo, en Alemania se realizaron muchos estudios que confirmaron sus beneficios.

Té de equinácea y propóleo para la gripe y el resfriado

1½   tazas de agua
½   cucharada de equinácea en polvo
1   cucharada de propóleo
½   cucharadita de miel

Hierve el agua con la equinácea por cinco minutos. Apaga y déjala reposar por unos minutos. Agrégale el propóleo y la miel. Bebe de inmediato. Toma tres o cuatro tazas al día.

Infusión de equinácea para fortalecer el organismo

1½   tazas de agua
½   cucharada de equinácea en polvo

Hierve el agua con la equinácea durante cinco minutos. Apágala y déjala reposar. Bébela por la mañana y la noche (una taza), durante al menos un mes.

Cuándo usarla

- Diariamente, apenas aparezcan los primeros síntomas de gripe o resfriado.
- Durante todo el proceso de gripe o resfriado.
- Cuando comienza la temporada de gripe y resfriado, para prevenir.

Consejos y datos

- Bebe una taza de té o infusión de equinácea diariamente, apenas comience la etapa de gripe y resfriados, para ayudar a que tu sistema inmunológico se mantenga fuerte. Así estarás más fuerte ante posibles contagios.
- También puedes agregar suplementos o caramelos y masticables que la contienen.

✔ Combatir el resfriado y la gripe
✔ Acortar la duración del resfriado y la gripe
✔ Reforzar el sistema inmunológico
✔ Combatir virus, bacterias y hongos

Por qué sí funciona

■ De acuerdo a un estudio realizado por la Universidad de Connecticut, en Estados Unidos, tomar suplementos de equinácea cuando se presentan los primeros síntomas de resfriado o gripe, como tos, fiebre y dolor de garganta, puede ayudar a disminuir los síntomas y acortar la duración del trastorno. Esto ocurre debido a que estimula el sistema inmunológico, fortaleciendo las defensas y ayudando a producir más glóbulos blancos.

■ Contiene vitaminas B y C, riboflavina, betacarotenos, hierro, calcio, sodio y magnesio, entre otros componentes importantes, para apoyar el organismo.

■ Aunque puede potenciar diferentes respuestas inmunitarias en nuestro organismo, no se ha demostrado que logre prevenir totalmente resfriados o gripes, pero sí ayuda entre un 10 y un 30% al cuerpo para enfrentar mejor los procesos virales.

■ De acuerdo al sitio del Centro Médico de la Universidad de Maryland, varios estudios de laboratorio y con animales sugieren que la equinácea contiene sustancias activas que aumentan la función inmunológica, alivian el dolor, reducen la inflamación y tienen efectos hormonales, antivirales y antioxidantes.

■ Uno de los grandes beneficios al apoyar al organismo en un proceso viral es que funciona como un antibiótico natural, gracias a sus importantes propiedades antimicrobianas, que combaten los agentes externos.

■ También posee propiedades desinfectantes y bactericidas que ayudan a proteger especialmente las membranas y mucosas de la boca, la garganta, los ojos, los genitales, entre otras áreas.

■ Es especialmente recomendada para apoyar el tratamiento de enfermedades respiratorias en época de frío y alergias en niños, adultos mayores y personas con un sistema inmunológico débil.

Espirulina *(spirulina)*

Arthrospira platensis, tecuitlatl

La espirulina es uno de los alimentos más antiguos que existen sobre la faz de la tierra. Es una microalga de color verde azulado que crece en océanos y lagos de climas subtropicales de África, Hawái o México. Era uno de los alimentos silvestres fundamentales en la dieta de aztecas, tlaxcaltecas y toltecas, a la que llamaban *tecuitlatl*. Los primeros registros de su existencia aparecen en los escritos de Bernal Díaz del Castillo, uno de los acompañantes del conquistador español Hernán Cortés, así como en las crónicas de los frailes franciscanos Bernardino de Sahagún y Toribio de Benavente, entre otros. En esos textos se relata que la espirulina era cosechada en las aguas del lago de Texcoco y otros de la cuenca de México, la secaban al sol y luego la vendían en el mercado de Tenochtitlán como condimento del maíz o para comerla con tortilla.

Batido de espirulina para energía y promover la disminución de peso

1	cucharadita de espirulina en polvo
8	onzas de agua fría
1	taza de espinaca
1	manzana verde
	Jugo de dos limas
	Stevia y hielo, si gustas

Pon todos los ingredientes en una licuadora y bebe la mezcla por la mañana. También puedes beber un batido en la merienda para reanimarte.

➜ Más remedios en la página 234

Cuándo usarla

- Incorpora la espirulina a tu dieta regular. Puedes consumirla a diario, por la mañana en el desayuno, o como merienda a cualquier hora, especialmente cuando requieras una recarga de energía.

Consejos y datos

- Puedes utilizar suplementos de espirulina de 250 mg al día, especialmente como apoyo para bajar de peso y complementar la nutrición.
- También se recomienda consumirla de manera especial después del uso prolongado de medicamentos químicos para ayudar a depurar el organismo.

✔ Aumentar la energía
✔ Bajar de peso
✔ Bajar el colesterol

✔ Bajar la presión arterial
✔ Desintoxicar el organismo y eliminar metales como el arsénico

Por qué sí funciona

■ La espirulina es uno de los "superalimentos" más estudiados, con más de mil 200 investigaciones que comprueban sus beneficios y su aporte nutricional.

■ De acuerdo con la FDA, la espirulina contiene cantidades significativas de calcio, niacina, potasio, magnesio, vitaminas B y hierro. También tiene aminoácidos esenciales y entre 60 y 70% de su peso es proteína.

■ De acuerdo a un estudio publicado en *Medicine & Science in Sports & Exercise* en 2010, se descubrió que mejora el rendimiento del ejercicio y los niveles de antioxidantes, pues combate la fatiga muscular y ayuda al cuerpo a recuperarse del estrés oxidativo.

■ Una revisión publicada en los *Annals of Nutrition and Metabolism*, dio a conocer varios estudios que han comprobado sus efectos para bajar el colesterol y los triglicéridos.

■ Varios estudios demuestran que fortalece el sistema inmunológico, mejora la flora intestinal saludable y elimina bacterias.

■ Es uno de los productos que apoyan la disminución de peso saludable debido al aporte de nutrientes y al importante contenido de fibra o mucílagos que posee, que al entrar al organismo aumentan su volumen, dando sensación de saciedad con menos ingesta de alimento.

■ Es uno de los mejores productos para desintoxicar el organismo, especialmente de productos como el arsénico. De acuerdo a la Organización Mundial de la Salud, Estados Unidos es uno de los países afectados por el arsénico inorgánico. Un estudio realizado en Bangladesh mostró que 250 mg de espirulina más 2 mg de zinc al día pueden eliminar hasta el 47% del arsénico del cuerpo, incluso en envenenamiento crónico.

Fenogreco *(fenugreek)*

Trigonella foenum-graecum, alholva, fenugreco

El fenogreco es originario de la península Ibérica, países de la ribera del Mediterráneo y algunos países asiáticos. De acuerdo a escritos históricos, las semillas y hojas de esta planta están entre las medicinas naturales cultivadas más antiguas que existen. Se sabe, por ejemplo, que era empleada por los egipcios en los procesos de embalsamamiento. Árabes y chinos también la conocían, como lo muestra uno de sus nombres, *alholva*, que se origina en un cierto cruce entre ambas culturas: en árabe se le conoce como *hulba* y en chino mandarín, como *hu lu ba*. Por otra parte, en la medicina tradicional china y en la ayurveda tiene una larga lista de usos, muchos de los cuales recién se investigan en Occidente. En la medicina tradicional de India, su uso tópico está entre los cinco favoritos para acabar con la caspa.

Crema natural (tratar caspa, cuero cabelludo y piel)

2   cucharadas de semillas
    de fenogreco
1   taza de agua
½   taza de aceite de oliva o coco

Remoja las semillas en el agua por varias horas. Luego, muélelas. Entibia el aceite. Pon las semillas y mézclalas hasta formar una pasta cremosa. Deja que se enfríe y aplícala en el cuero cabelludo suavemente. Cúbrela y deja que actúe por una hora. Luego lava el cabello de manera regular.

➜ Más remedios en la página 234

Cuándo usarlo
- Cada vez que te laves el cabello, hasta que la caspa haya sido eliminada.
- Luego puedes usarlo una vez a la semana o cada 15 días, para hidratar el cuero cabelludo, evitar hongos y mantenerlo saludable.

Consejos y datos
- Lávate el cabello cada dos o tres días para evitar que se reseque más.
- No utilices demasiado calor para secar el cabello. Si puedes secarlo naturalmente, mejor. O bien, utiliza temperatura media.
- Utiliza champú y acondicionador que sean suaves.

✔ Combatir la caspa
✔ Combatir la picazón del cuero cabelludo
✔ Hidratar el cuero cabelludo
✔ Hidratar la piel (psoriasis, eccema)

Por qué sí funciona

■ El fenogreco contiene proteínas y nicotínico que son extremadamente útiles contra la caída del cabello, así como auxiliar para su hidratación y acondicionamiento, ayudando a mantenerlo saludable.

■ En 2016, la IIS University, en India, realizó una revisión completa de los usos medicinales del fenogreco, reafirmando que es una de las hierbas que han sido probadas contra una gran variedad de microorganismos, como bacterias, virus y hongos. Entre otras cosas, se probó que sus semillas y hojas aumentan la actividad en contra de los microbios y los hongos.

■ La sequedad del cuero cabelludo conduce a la producción de sebo, para restaurar el equilibrio de humedad. Sin embargo, el sebo bloquea los folículos pilosos promoviendo el ataque del hongo Malassezia furfur, que se adhiere a las hebras del cabello y produce la caspa. El fenogreco combate tanto la resequedad como al hongo.

■ El fenogreco está entre los cinco productos naturales más recomendados por la medicina ayurveda para tratar la caspa y problemas capilares, así como otras enfermedades de la piel como psoriasis.

■ Cuando las semillas del fenogreco se empapan con agua, se genera un mucílago (lecitina) que tiene propiedades emolientes de cicatrización, blanqueamiento, hidratación, suavizar la piel, entre otros. Así quedó demostrado en un estudio realizado en 2010 en Pakistán, cuyo objetivo era crear una crema que concentrara esas propiedades.

■ Una investigación preliminar realizada en Palestina en enero de 2017 mostró que el uso del fenogreco, junto al de otras plantas, puede ayudar a manejar la psoriasis.

Flor de Jamaica *(roselle)*

Hibiscus sabdariffa, té de Jamaica, hibisco, rosa de Abisinia

Ya los faraones del antiguo Egipto brindaban con una bebida rojiza y refrescante hecha con la delicada flor del hibisco. En la actualidad, algunos países africanos cuentan con bebidas típicas preparadas a base de las hojas del hibisco.

Aunque el hibisco es originario de África, la bebida preparada con sus flores es típica en la mayor parte del continente americano, donde se le conoce como agua fresca de Jamaica. Este delicado té, que se puede disfrutar frío o caliente, tiene un sabor semiácido y propiedades que hacen de él un aliado de nuestro bienestar.

Bebida fría

¼	de taza de flor de Jamaica
16	onzas de agua
4	rodajas de naranja o limón
1	varita de canela
	Hielo
	Stevia (opcional)

Pon a hervir la mitad del agua y la canela. Apaga, espera cinco minutos y agrega las flores de Jamaica. Deja reposar. Agrega el resto del agua y las rodajas de naranja o limón. Ponla en la nevera por al menos una hora. Disfrútala con hielo y unas gotas de stevia, si lo deseas.

➜ Más remedios en la página 234

Cuándo usarlo
- Haz que la flor de Jamaica sea parte de tu dieta, a cualquier hora (especialmente una hora antes de ir a dormir).

Consejos y datos
- Puedes tomar el té frío o caliente después de comer, en batidos, como postre, gratinado, etcétera.
- Para reponerse de una sesión deportiva extenuante o al día siguiente de una fiesta (para la resaca).
- Agrégale menta o albahaca para variar su sabor y potenciar sus beneficios.
- Es importante que no le agregues el agua demasiado caliente, para evitar que sus hojas tomen un sabor amargo.

✔ Prevenir el cáncer
✔ Mejorar la digestión
✔ Fortalecer el sistema inmunológico
✔ Ayudar a controlar la hipertensión

Por qué sí funciona

■ La flor de Jamaica posee una extensa lista de beneficios. Por ejemplo, investigadores de la Universidad de El Cairo, en Egipto, demostraron que contiene gran cantidad de vitaminas como las A, B1 y E, y antioxidantes como la vitamina C. Además, contiene un potencial antiinflamatorio de origen natural, con menos efectos secundarios que otros productos. En tanto, investigadores chinos coinciden en que regula la respuesta inmunológica mediante la estimulación de la actividad de las células.

■ Mediante un estudio realizado por científicos de Canadá, la combinación de las propiedades de la flor de Jamaica con otros productos, como piñas, naranjas y zanahorias, puede potenciar aún más la capacidad antienvejecimiento de las células, combatiendo los radicales libres.

■ Investigadores de la Escuela de Medicina de la Universidad de Milano-Bicocca, en Milán, Italia, también han estudiado las propiedades de esta flor para tratamientos contra algunos tipos de cáncer. Los estudios probaron que tiene cierto efecto en la reducción de algunos tumores y células relacionadas al melanoma múltiple y de carcinoma.

■ Otra de las propiedades más estudiadas de la flor de Jamaica es su capacidad para bajar la presión sanguínea. Hay innumerables investigaciones que ponen a prueba su efecto en personas que padecen de hipertensión moderada, quienes sin tomar medicación alguna logran disminuirla bebiendo solamente una taza de este té al día.

■ Investigadores de la Universidad Khulna, en Bangladesh, comprobaron su alta acción analgésica y de relajación como ayuda para conciliar el sueño, así como la calidad del tiempo total de sueño.

Frambuesas *(raspberry)*

Rubus idaeus, chardonera, sangüeso

Hace siglos se decía que un buen postre de frambuesas era gusto de reyes y señores importantes, y es que fueron precisamente los miembros de la realeza europea los primeros que fijaron sus ojos en estas frutas de intenso color y deleitaron sus papilas gustativas con ellas. En el siglo XIII, el rey Eduardo de Inglaterra pidió por primera vez que se cultivaran en los jardines de palacio. Mientras que en América, George Washington hizo lo mismo en sus terrenos de Mount Vernon. Pero eran conocidas desde mucho tiempo antes. Los primeros registros del consumo de estas bayas aparecen en Grecia, donde crecían en el monte Ida, y según la mitología eran consumidas por los troyanos. Luego los romanos se encargaron de extenderla a todos sus dominios. De acuerdo a los escritos dejados por Palladius, un agricultor romano del siglo IV, se conocen detalles de su cultivo y sus usos tanto en la cocina como para efectos medicinales.

Ensalada con frambuesas

1	taza de rúcula
4	tomates cereza cortados en gajos
½	taza de frambuesas frescas
½	pepino cortado en cuadritos
1	cucharada de almendras en lascas
	Sal
	Aceite de oliva
	Vinagre balsámico

Mezcla la rúcula, el pepino y los tomates en un recipiente. Alíñalos con sal, vinagre y aceite de oliva. Revuelve bien. Agrega las frambuesas y las almendras al final. Disfrútala.

➜ Más remedios en la página 236

Cuándo usarlas
- A diario, como prevención o para tratar problemas inflamatorios de las articulaciones, bajar de peso, controlar el azúcar y mantener la salud del corazón.

Consejos y datos
- Si están demasiado maduras, úsalas de inmediato para un batido o simplemente licuadas en agua.
- Pueden ser incorporadas en la dieta diaria en batidos, postres, ensaladas de frutas, etcétera.
- En un plan para bajar de peso, también puedes incorporar algún suplemento a base de cetonas de frambuesa, para ayudar a acelerar la pérdida de peso.

✔ Tratar problemas inflamatorios
   de las articulaciones
✔ Bajar de peso en casos de obesidad
✔ Controlar el azúcar
✔ Mantener la salud del corazón

Por qué sí funciona

■ De acuerdo a un estudio realizado en Illinois, Estados Unidos, en 2016, las frambuesas tienen varios micronutrientes esenciales, fibras dietéticas y componentes polifenólicos que han demostrado reducir el riesgo o revertir los problemas asociados al metabolismo. La investigación apoya su papel potencial en la reducción del riesgo de enfermedades cardiovasculares, diabetes mellitus, obesidad y Alzheimer.

■ En febrero de 2012, un estudio realizado por la Universidad de Rhode Island señaló que pueden ser de gran ayuda para combatir los síntomas de enfermedades como artritis, gracias a que contienen polifenoles, antocianinas y elagitaninos que, además de tener propiedades antiinflamatorias, protegen el cartílago.

■ Existe una gran cantidad de estudios que demuestran su valor en la disminución y control del peso, debido fundamentalmente a la fibra y a las cetonas (ketones), que aumentan el metabolismo.

■ De acuerdo a estudios recientes realizados en Corea y Nueva York, las células de grasa disminuyen su tamaño al ser tratadas con frambuesas.

■ Según un estudio realizado en Ohio en 2013 con personas obesas, las frambuesas son más eficaces como suplementos, en comparación a otros comúnmente usados para la disminución de peso.

■ Se recomiendan para dietas de personas con problemas de azúcar, debido a que son muy bajas en cuanto a su índice glucémico, ayudando a estabilizar el impacto del azúcar en la sangre.

■ Ayudan a proteger la salud cardiovascular gracias a diferentes sustancias como los polifenoles, que tienen efectos beneficiosos para las personas con enfermedad arterial periférica.

GABA
(Ácido gamma-aminobutírico)

Descubierto en 1950, se dice que el GABA es una especie de guardián de nuestro equilibrio emocional y mental y de nuestro bienestar general, especialmente de nuestro cerebro. Se trata de un neurotransmisor no esencial, concentrado mayormente en el cerebelo, los ganglios basales y en distintas áreas de la médula espinal. Su función es controlar el "encendido" de nuestras neuronas, los impulsos eléctricos que las hacen ponerse en alerta o bajar la guardia. Esto lo vemos reflejado en nuestro nivel de estrés, en nuestra capacidad para poder dormir tranquilos, de concentrarnos en alguna actividad y, en general, de responder a nuestra vida diaria de la manera adecuada. A diferencia de muchas sustancias naturales, el GABA no se encuentra en grandes cantidades en los alimentos disponibles. Es nuestro propio organismo el que lo sintetiza, pero con el paso de los años su producción va disminuyendo.

Té oolong (o té azul), fuente de GABA

1 cucharadita de té oolong
   o una bolsita de este
1 taza de agua recién hervida
   Jugo de limón
   Stevia al gusto

Pon a remojar el té en el agua caliente por unos cinco minutos. No lo dejes demasiado tiempo para que no quede demasiado oscuro. Puedes endulzarlo si deseas con stevia y agregarle unas gotas de limón. Disfrútalo.

➜ Más remedios en la página 236

Cuándo usarlo
■ Incorpora el GABA a tu dieta regular, diariamente, cuando se presenten problemas de ansiedad, depresión, insomnio o intentes bajar de peso.

Consejos y datos
■ Hay productos asiáticos, como bebidas o leches vegetales enriquecidas con GABA, que se pueden encontrar en mercados étnicos.
■ Existen suplementos de GABA producidos de manera sintética. Se recomienda tomarlo por un máximo de dos meses seguidos, descansar un mes, y volver a comenzar a tomarlo, si es necesario.
■ No lo tomes con fármacos benzodiacepínicos.

✔ Calmar la ansiedad, el estrés, la depresión y el insomnio
✔ Mejorar la calidad del sueño
✔ Mejorar las funciones cerebrales
✔ Aumentar la masa muscular
✔ Tratar dolores
✔ Bajar de peso
✔ Disminuir la presión arterial
✔ Bajar los niveles de azúcar en la sangre

Por qué sí funciona

- Dos estudios hechos en Japón mostraron que el GABA no solo induce la relajación en las personas en etapas de estrés, sino que también reduce la ansiedad una hora después de ser ingerido. Además, eleva la inmunidad bajo condiciones de estrés.
- El Dr. Robert C. Atkins, autor de la Dieta Atkins, en su libro *Vita Nutrient Solution,* publicado en 1999, se refiere al GABA como el "valium natural", el relajante perfecto y uno de los nutrientes naturales que tienen vital importancia para prevenir y curar nuestro organismo de distintas enfermedades, por sus propiedades tranquilizantes y antioxidantes.
- Al tener un efecto relajante, el GABA estimula el sueño y aumenta el tiempo de sueño profundo, pero sin causar somnolencia diurna ni crear adicción, al contrario de la mayoría de somníferos.
- Según el National Institute of Neurological Disorders and Stroke, las personas epilépticas presentan menos cantidad de este aminoácido en su cerebro, al igual que sucede con quienes sufren de esquizofrenia, ataques de pánico y depresión.
- De acuerdo a un estudio realizado por la Universidad de Guanajuato, en México, y publicado en la *Revista Mexicana de Neurociencia* en 2013, el GABA ayuda a controlar la liberación de insulina y la ingesta de alimentos y, por lo tanto, es un factor importante a la hora de bajar de peso y mantener un peso saludable.
- Investigadores del Hospital St. Michael de Toronto, en Canadá, descubrieron que puede revertir las causas de la diabetes tipo 1, conocida como diabetes juvenil.

Garra del diablo *(devil's claw)*

Harpagophytum procumbens, harpagofito, wood spider

La garra del diablo es un tubérculo típico de las extensas sabanas de África del suroeste, el desierto del Kalahari y Namibia. Su nombre proviene del griego y significa "planta de gancho", debido a que sus frutos tienen púas que se adhieren a los animales como un mecanismo para dispersarse.

Ha sido utilizada por los nativos para tratar todo tipo de dolores y males desde hace cientos de años. Sin embargo, su uso en el resto del mundo es relativamente reciente. Entre 1904 y 1906, durante los levantamientos armados del sudoeste africano para liberarse del imperio germano, algunos soldados alemanes aprendieron sus usos a partir de curanderos locales. Así, en 1953, se introdujo en Europa.

Posteriormente, científicos alemanes y suizos empezaron a usarla para tratar la artritis. Es a partir de los años setenta que comienza el auge y popularidad de la que desde entonces han llamado "raíz africana del reuma".

Compresas de garra del diablo

2   cucharadas de raíz seca de garra del diablo
2   tazas de agua caliente

Deja reposar la raíz en el agua por 20 minutos. Cuela la infusión. Luego empapa una toalla pequeña, una gasa o una tela de algodón con esta y ponla sobre la zona con dolor o inflamación. Repite un par de veces durante el día.

➜ Más remedios en la página 237

Cuándo usarla
- Dos veces al día, diariamente. Si la ingieres, se sugiere que lo hagas por unas ocho semanas y luego descanses un tiempo.

Consejos y datos
- También la puedes encontrar como suplemento en comprimidos.
- Es recomendable tomarla después de las comidas.
- Usa la dosis sugerida por tu doctor principal o la que indica el producto.
- Está contraindicada para pacientes con úlceras gástricas o duodenales, ya que podría aumentar la secreción de ácido gastrointestinal.

✔ Tratar la artritis y el reumatismo
✔ Bajar el azúcar
✔ Bajar presión arterial

✔ Disminuir el dolor muscular (mialgia), de cabeza, de espalda, tendinitis, dolor de pecho, etcétera

Por qué sí funciona

■ Instituciones como el Centro Médico de la Universidad de Maryland han publicado estudios que demuestran que la ingesta de garra del diablo disminuye los síntomas de dolor de espalda crónico, actuando igual que ciertos antiinflamatorios no esteroides (AINE), pero sin sus efectos secundarios nocivos.

■ Se han realizado distintos estudios que respaldan sus efectos analgésicos y antiinflamatorios para tratar especialmente dolores de cuello, hombro y espalda. En un estudio realizado en Alemania, fue usada en 31 sujetos que padecían de dolor, con dosis de 480 mg dos veces al día. Al final del período de prueba, sintieron mejoras significativas para su dolor de espalda, cuello y hombros.

■ También fue comparada con analgésicos en más de 100 pacientes y se descubrió que era tan efectiva como los fármacos, reduciendo el dolor asociado con la osteoartritis de la rodilla o cadera.

■ Existen decenas de estudios clínicos que prueban su efectividad en las personas que sufren osteoartritis, artritis reumatoide y gota. Algunos muestran que incluso puede usarse conjuntamente con medicamentos antiinflamatorios sin esteroides para reducir el dolor severo.

■ En Europa, además de tratar los diferentes problemas de articulaciones, también se recomienda para el dolor de músculos y tendones.

■ Investigaciones en animales han probado su eficacia para bajar la presión arterial y controlar el ritmo del corazón.

■ Algunos estudios han probado su efectividad al tratar la diabetes mellitus tipo 2, ya que puede reducir significativamente los niveles de glucosa en la sangre.

■ También ayuda con los desórdenes gastrointestinales y dolores de cabeza, como la migraña.

Genciana *(yellow gentian)*

Gentiana lutea, raíz amarga, bitter root, bitterwort

Originaria de las montañas de Europa central y del sur, la genciana fue bautizada con este nombre en honor a Gentius, el último rey de Iliria, un desparecido reino cercano a lo que actualmente es Montenegro, en los Balcanes, quien gobernó en el siglo II a.C. Fue supuestamente él quien habría descubierto sus propiedades curativas. De hecho, en 2008 el Banco Nacional de Albania lanzó un billete con las imágenes de ese rey y la hierba, para conmemorarlos.

La genciana se caracteriza por un intenso sabor amargo, usado como tónico estomacal y para la fabricación de licores. Se sabe que, previo al uso del lúpulo para elaborar la cerveza, se utilizaba genciana. En 1885, el médico homeopático Augustin Thompson la incorporó como su ingrediente secreto en Moxie, la primera bebida carbonatada fabricada en Estados Unidos.

Infusión de genciana

1 cucharadita de raíz de genciana fresca o en polvo
2 o 3 hojas de menta
1 taza de agua recién hervida
1 cucharadita de miel o agave (opcional)

Pon la raíz de genciana y las hojas de menta en una taza. Agrégale el agua y déjala reposar por unos 10 minutos, endulza con miel o agave y bébela.

➜ Más remedios en la página 237

Cuándo usarla
- Como té para estimular el apetito, diariamente, al menos media hora antes de las comidas, de dos a tres veces al día.

Consejos y datos
- Hay que consumir la raíz si se desea incrementar el apetito.
- También se puede conseguir como tintura y en suplementos, como tabletas o cápsulas.
- El exceso de genciana puede ocasionar dolor de cabeza, gastritis, úlceras, acidez o calambres abdominales.
- No debes usarla si padeces de úlceras, gastritis, hernia de hiato, hiperacidez, esofagitis o hipersensibilidad.

✔ Regular y mejorar el apetito
✔ Apoyar el tratamiento de la anorexia
✔ Tratar pacientes con anemia
✔ Apoyar a pacientes convalecientes
✔ Asimilar nutrientes

Por qué sí funciona

- La raíz de genciana contiene principios activos amargos como la gencia picrina y la amarogenciana, la sustancia más amarga que se conoce. El tratado *European Pharmacopoeia* la recomienda como un tónico para tratar la ausencia de apetito y el malestar estomacal, ayudar en la asimilación de los alimentos y proporcionar tono al tracto gastrointestinal. Distintos estudios farmacológicos indican que aumenta la secreción gástrica, la de enzimas intestinales, la del flujo de la bilis y el apetito.
- De acuerdo a una revisión publicada en 2015 en *Evidence-Based Complementary and Alternative Medicine* sobre distintos estudios realizados en Suiza e Inglaterra, la degustación de plantas amargas juega un papel clave en el manejo de los trastornos intestinales. Esto se debe a que el amargor estimula la secreción de todas las glándulas digestivas, entre ellas las salivales. Esta acción abre el apetito y facilita la digestión de los alimentos.
- Se ha comprobado que favorece la absorción de nutrientes de los alimentos, y es especialmente efectiva captando el hierro y la vitamina B12. Por esto es muy recomendada para tratar a quienes padecen problemas alimenticios como anorexia, están en convalecencia tras una larga enfermedad o con anemia. También se recomienda para personas que sufren pérdida de sangre y para mujeres con menstruación abundante.
- En 2015 *The Journal of Complementary and Alternative Medicine* publicó un estudio realizado sobre el uso de la genciana combinada con jengibre y cúrcuma para tratar la anorexia, como un síntoma común en pacientes con cáncer avanzado. Estas tres hierbas han sido tradicionalmente utilizadas para estimular el apetito.

Ginkgo biloba *(maidenhair)*

Salisburia adiantifolia

El ginkgo biloba es la especie vegetal más antigua sobre la faz de la Tierra, con 270 millones de años de existencia. Sus orígenes están en China, donde se le menciona en sus libros de medicina tradicional y en la literatura. También se encontraron ejemplares en Japón, celosamente resguardados por monjes budistas en los idílicos jardines de sus templos. Además, en India aportaba un componente básico para el *soma*, una bebida de efectos narcóticos usada en la medicina tradicional.

Existen evidencias de algunos ejemplares de más de mil años de antigüedad. Y es su impresionante resistencia lo que concentra el mayor interés de los científicos. En 1945, cuando una bomba atómica prácticamente destruyó la ciudad japonesa de Hiroshima, los árboles de ginkgo que había en la zona sobrevivieron... Y aún más: apenas sufrieron daños e incluso están vivos y saludables hasta hoy.

Infusión de ginkgo biloba

7 u 8 hojas secas de ginkgo biloba
    o una cucharada de hojas trituradas
4   tazas de agua
    Miel o stevia

Pon a hervir el agua con las hojas de ginkgo por un par de minutos. Apaga. Deja que reposen por 10 minutos. Cuela una taza de la infusión. Endúlzala, si quieres, con miel o stevia y disfrútala. Puedes tomar hasta tres tazas al día.

➜ Más remedios en la página 237

Cuándo usarlo

- A diario, especialmente en períodos que exigen mayor rendimiento o son de mucho estrés, o hay fallas de memoria o poca concentración.

Consejos y datos

- Es recomendable que consultes con tu médico de cabecera antes de usarla y comiences tomando la dosis más baja.
- Es preferible no consumir más de 120 mg diarios para evitar molestias gastrointestinales.
- Debes tener un consumo mínimo de cuatro semanas para ver resultados.
- La última dosis tómala a más tardar a las 5:00 p.m. para evitar problemas de insomnio.

✔ Mejorar la concentración
✔ Disminuir el riesgo de desarrollar demencia senil y Alzheimer

✔ Combatir el estrés
✔ Combatir la ansiedad y la depresión
✔ Regeneración ocular

Por qué sí funciona

■ De acuerdo con la mayoría de los estudios, el ginkgo biloba es seguro y eficaz protegiendo al organismo contra el daño de las mitocondrias y el estrés oxidativo. Tiene más de 40 componentes, pero su potencia se basa fundamentalmente en flavonoides y terpenoides, que ayudan a ralentizar la progresión de las enfermedades relacionadas con la edad.

■ Según la *International Journal of Phyotherapy and Phytopharmacology* y la Universidad de Maryland, el ginkgo biloba es ampliamente utilizado e investigado en Europa para tratar la demencia y el Alzheimer.

■ Investigaciones recientes sugieren que puede proteger las células nerviosas del cerebro que han sido dañadas, tiene un efecto positivo en la memoria y el pensamiento en personas con Alzheimer o demencia vascular.

■ De acuerdo a información publicada en sitios especializados en herbolaria de España, un estudio realizado en Alemania constató que el riego sanguíneo en el cerebro aumentaba un 57% tras una hora de ingerirlo. Otro estudio realizado con personas de edad avanzada que habían sufrido trastornos cerebrales durante los últimos años, tras consumir extracto de ginkgo con regularidad durante tres meses mostraron un 72% de mejoría.

■ La Clínica Mayo y la Universidad de Maryland sostienen que, de acuerdo a la investigación disponible, el ginkgo ofrece beneficios a las personas con trastorno de ansiedad generalizada.

■ La Universidad de Maryland también señala que, de acuerdo a estudios, los flavonoides que se encuentran en el ginkgo pueden ayudar a detener o reducir algunos problemas de la retina. Algunos estudios sugieren que puede ayudar a preservar la visión en aquellos pacientes que padecen degeneración macular.

Ginseng *(American ginseng)*

Panax quinquefolius, ginseng coreano, ginseng asiático, ginseng chino, ginseng rojo, ginseng americano

En algunas épocas de la historia, las raíces de ginseng fueron tan apetecidas que algunos emperadores chinos las llamaban "el elixir de la vida", y estaban literalmente dispuestos a pagar oro por estas. Y es que según los conocimientos tradicionales, esta raíz les fortalecía el alma y era clave para asegurarles longevidad y salud. No se sabe con certeza si el ginseng fue descubierto en China o en India, pero en ambas regiones apareció hace unos cinco mil años. Los Vedas indios detallaban su capacidad para fomentar la fuerza y la salud del cuerpo y el alma, mientras que los chinos decían que era una raíz milagrosa, capaz de iluminar los ojos, aliviar el corazón y alimentar la mente. El libro *Shanghan Lun* menciona 21 usos farmacológicos de esta raíz. No en vano su nombre *panax* proviene de la palabra "panacea", que significa "lo que cura todo".

Té de ginseng

1   raíz de ginseng rojo
    (o 4 g de ginseng rojo en polvo)
2   tazas de agua

Hierve el agua en una olla con el ginseng. Déjalo hervir por 15 minutos. Apaga y deja reposar. Cuélalo y sírvelo. Puedes tomar hasta tres tazas al día.

Extracto de ginseng rojo

25   gotas de extracto de ginseng
8   onzas de agua

Revuélvelo y tómatelo. Puedes agregar el extracto a un jugo de frutas o un té si prefieres.
Tómalo de una a tres veces al día.

Cuándo usarlo

- A diario, por la mañana, mediodía y media tarde.

Consejos y datos

- También puedes usar suplementos de ginseng para reemplazar el té o el extracto, de una a tres veces al día. No uses té o extracto y suplementos al mismo tiempo. Dosis demasiado altas pueden provocarte dolor de cabeza y otras molestias.
- Revisa la tabla de ingredientes de otros suplementos o tés que uses, ya que en ocasiones viene mezclado.
- Se recomienda usarlo por dos meses, descansar un mes y retomarlo si es necesario.

✔ Aumentar la energía y la vitalidad
✔ Combatir el deterioro de funciones cognitivas (Alzheimer)

✔ Combatir la fatiga
✔ Mejorar la libido y combatir la disfunción eréctil

Por qué sí funciona

- De acuerdo a la Universidad de Maryland, distintos estudios han comprobado que la composición química del ginseng americano (*Panax quinquefolius*) y la del asiático, rojo o coreano (*Panax ginseng*) son similares, y varían básicamente en la concentración. Ambos contienen ginsenósidos, que son las sustancias que al parecer le dan sus propiedades medicinales. En tanto, el ginseng siberiano o eleuthero es una planta diferente con otros efectos.

- Científicos rusos descubrieron que la raíz del ginseng es un adaptógeno, es decir, que ayuda al organismo a defenderse del estrés y sus consecuencias. De hecho, se ha utilizado como suplemento para los astronautas rusos con el propósito de mejorar su resistencia.

- Una investigación realizada en la Universidad Northumbria, en el Reino Unido, evaluó los efectos del ginseng sobre el estado de ánimo y la actividad cerebral en 30 personas sanas. Después de una semana, quienes tuvieron la mayor dosis mejoraron el nivel de calma, así como sus respuestas a preguntas de aritmética mental.

- También ayuda a proteger el cerebro de enfermedades neurodegenerativas, como el Alzheimer. Así quedó de manifiesto en un estudio realizado en Corea del Sur en 2007. Después de cuatro y doce semanas, los resultados mostraron que el ginseng mejoró las escalas cognitivas; en tanto que al dejar de suministrarlo, los niveles cognitivos bajaron.

- Un estudio realizado por la Universidad Kyung Hee, en Seúl, Corea, en 2009, comprobó que el ginseng coreano y el ginseng de montaña (*Panax ginseng*) poseen propiedades que pueden ayudar a combatir la falta de libido y la disfunción eréctil.

Glucosamina *(glucosamine)*

Sulfato de glucosamina

La glucosamina es un aminoácido que producimos naturalmente en nuestro organismo. Es necesario para que la sangre pueda producir ácido hialurónico, encargado de reparar lesiones de la piel, membranas mucosas, válvulas cardíacas, cartílago y líquido sinovial, un tipo de gelatina que permite mover las articulaciones. A medida que envejecemos, la capacidad natural de producir glucosamina disminuye. Existen alimentos ricos en glucosamina como gelatina natural, hongos maitake, conchas de crustáceos y menudencias cartilaginosas de animales, como talón de res, orejas y hocico de cerdo, patas de conejo y pollo, entre otras, muy consumidas en algunas partes del mundo.

En 1876, el cirujano alemán Georg Ledderhose descubrió que la glucosamina también se puede hacer sintéticamente. Por otra parte, la mención de la glucosamina en el libro *The Arthritis Cure* del doctor Jason Theodosakis, publicado en 1996, ha hecho que este aminoácido sea el suplemento más vendido en la actualidad.

Batido púrpura

6   onzas de queso de cabeza de cerdo
1   taza de espinaca
½   taza de tomates cereza
½   taza de hongos maitake frescos
      o deshidratados
¼   de taza de almendras
      Sal
      Pimienta
      Aceite de oliva
      Vinagre balsámico

Mezcla la espinaca, los tomates, los hongos y las almendras. Alíñalos con sal, pimienta, aceite y vinagre. Corta el queso en trocitos y añádelo. Mezcla bien y sirve.

➜ Más remedios en la página 237

Cuándo usarla
- Incorpora los alimentos que contengan naturalmente glucosamina a tu dieta diariamente, si tienes problemas de articulaciones.

Consejos y datos
- Si sufres de problemas crónicos en las articulaciones, toma suplementos de glucosamina de 500 mg tres veces al día (o su equivalente para completar 1,500 mg diarios).
- Si padeces de diabetes o tienes problemas de azúcar, consulta con tu doctor antes. En ocasiones, puede aumentar el nivel de azúcar en la sangre.

- ✔ Tratar dolor en las articulaciones
- ✔ Ayudar a la recuperación de lesiones en codos, rodillas y dedos de manos y pies
- ✔ Tratar dolor y problemas en los discos de la columna
- ✔ Tratar problemas de movilidad por rigidez de las articulaciones

Por qué sí funciona

- En 1971 se descubrió que, efectivamente, ayuda a proteger los cartílagos, ligamentos y tendones del desgaste normal, estimula su producción y combate la pérdida de tejido a causa del envejecimiento o de enfermedades como artritis o lesiones.
- Se ha demostrado que la combinación de glucosamina y sulfato de condroitina estimula de mejor manera la síntesis de cartílago, lo repara y disminuye su desgaste, así como estimula la formación de líquido sinovial en las articulaciones. En Europa ambos suplementos se han utilizado para tratar la osteoartritis (OA) en caballos y perros desde hace décadas. Y desde 1980 se utilizan exitosamente en humanos.
- Algunos estudios aseguran que la combinación de glucosamina y condroitina es más eficaz que muchos fármacos usados en el tratamiento de molestias, de moderadas a severas, de las rodillas debido a la osteoartrosis. De acuerdo a información publicada por los Institutos Nacionales de la Salud (NIH) se realizaron estudios monitoreados por 13 universidades que comprobaron que la combinación de glucosamina y condroitina fue más eficaz reduciendo el dolor en 1,500 pacientes con osteoartritis que el analgésico celecoxib, durante cuatro meses de uso.
- La Clínica Mayo recomienda un consumo total de 1,500 mg diarios de clorhidrato de glucosamina, la forma más comúnmente utilizada.
- La glucosamina sola o en conjunto todavía no ha sido bien estudiada como tratamiento de otras formas de artritis o enfermedades asociadas, como artritis reumatoide o gota. Sin embargo, se recomienda tomarla como medida de prevención.

Grosella negra *(black currant)*

Ribes nigrum, zarzaparrilla negra, cassis, grosella negra, grosella zante, granate negro, nabar, ribes nero

La grosella negra es un arbusto de frutos más pequeños y más oscuros que el arándano azul y de un sabor mucho más intenso, con propiedades similares a esas bayas, pero aún más acentuadas. Originaria de las zonas más templadas, húmedas y fértiles de Europa y Asia, habría sido descubierta por los griegos en la región de Corinto. Y aunque ocasionalmente se le ha llamado "pasa de Corinto", es un fruto completamente distinto a las uvas pasas.

Aunque estas frutas eran conocidas en Europa y Nueva Zelanda, en Estados Unidos fueron prácticamente desconocidas en los últimos 100 años. Incluso, hasta abril del 2003, las grosellas fueron tratadas como "frutas prohibidas" debido a ciertas restricciones agrícolas en varios estados que impedían su cultivo.

Batido púrpura

4	onzas de jugo de uva negra (sin azúcar)
4	gramos de jugo de grosella negra (sin azúcar)
1	taza de grosellas negras frescas, congeladas o deshidratadas
½	taza de frambuesas
½	taza de cerezas sin semilla
½	taza de fresas

Mezcla todos los ingredientes en una licuadora y disfrútalo. Puedes agregarle un par de cubos de hielo si te gusta bien frío.

→ Más remedios en la página 238

Cuándo usarlas
- Agrégalas a tu dieta regular, a cualquier hora.

Consejos y datos
- Puedes encontrar grosellas negras frescas, congeladas o deshidratadas, en cualquier tienda o mercado de productos europeos o asiáticos.
- Los taninos que poseen eventualmente pueden irritar la mucosa gástrica en personas con problemas de gastritis y úlcera gastroduodenal.
- Como tratamiento medicinal, se suele utilizar el aceite de semilla de grosella negra, disponible en cápsulas de 500 mg y 1,000 mg (1,000 mg es el máximo por día que se recomienda).

✔ Eliminar líquido
✔ Tratar inflamación causada por
   reumatismo

✔ Tratar alergias
✔ Bajar la presión arterial
✔ Apoyar la salud cardiovascular
✔ Reforzar el sistema inmunológico

Por qué sí funciona

■ La grosella negra contiene cinco veces más vitamina C que la
naranja, los nutrientes, fitoquímicos y los antioxidantes. Además,
el aceite de su semilla contiene ácido gamma-linolénico (GLA), que
se ha demostrado que puede mejorar la respuesta del sistema
inmunológico.

■ De acuerdo a un estudio publicado por la *Revista Clínica de Nutrición*
en 1999, sus suplementos mejoran la inmunidad debido a su
capacidad para reducir la producción de prostaglandina E.

■ La acción antiinflamatoria de su aceite de semilla y hojas es similar a
la cortisona, pero sin efectos secundarios, gracias a su concentración
de ácidos grasos esenciales. Muchas mujeres lo usan para disminuir
los síntomas de la menopausia, el síndrome premenstrual, los
períodos dolorosos y la sensibilidad en los senos.

■ Sus hojas secas también contienen antocianinas que reducen la
inflamación y el dolor en las articulaciones con un efecto similar
al de la aspirina o el ibuprofeno. También ayuda a combatir la
artritis, la gota y el reumatismo, así como otros problemas como
diarrea, cólicos, hepatitis, enfermedades del hígado, convulsiones e
inflamación de la boca y la garganta.

■ De acuerdo a un estudio realizado por la Universidad de Pensilvania
y publicado en la *Revista de Reumatología*, en 1994, el aceite de
su semilla es efectivo para disminuir los síntomas de la artritis
reumatoide.

■ Su acción diurética ayuda a promover el flujo de orina, eliminar
piedras de la vejiga, la urea y el ácido úrico, entre otros beneficios.

■ Aumenta la resistencia de los capilares sanguíneos. Es beneficiosa
en trastornos circulatorios, como las várices y en el tratamiento de
accidentes cerebrovasculares.

Guaraná *(guarana)*

Paullinia cupana, cacao brasileño, cupana, guaraná de Maués

Cuenta una leyenda brasileña que el arbusto de la guaraná nació de una tragedia en una comunidad de indígenas maués en el Amazonas. Un pequeño niño, destinado a ser el futuro señor de la guerra, causó la envidia del dios del mal, Jurupari, el cual decidió matarlo mientras recogía bayas en el bosque. Tras su muerte, Tupa, el dios del trueno, al ver tanto dolor en sus padres y en la tribu, pidió que enterraran los ojos del niño. De estos nació un arbusto con unos frutos que les devolvieron la felicidad.

Los aborígenes del Amazonas han utilizado la guaraná de muchas maneras. En especial, sus semillas para elaborar una bebida energética que les ayuda a realizar largas travesías. Un misionero jesuita del siglo XVII escribió que a los nativos les daba "tanta energía que cuando cazaban podían pasar de un día para otro sin sentir hambre".

Bebida termogénica y estimulante natural con guaraná

¼ de cucharadita de guaraná en polvo
1 trocito de jengibre fresco
2 hojas de menta fresca
8 onzas de agua
1 cucharada de miel (opcional)
Jugo de un limón

Licúa todos los ingredientes y bébelo de inmediato.

Jugo de frutas con guaraná

¼ de cucharadita de guaraná en polvo
1 vaso de jugo de naranja
1 taza de fresas
Agua (opcional)
1 cucharada de miel (opcional)

Licúa todos los ingredientes y bébelo de inmediato.

Cuándo usarlo
- Por la mañana o a media mañana, como reemplazo del café o té.
- Antes de hacer ejercicio.

Consejos y datos
- No la consumas cerca de la hora de dormir.
- Usa solo las dosis recomendadas del producto.
- No uses al mismo tiempo productos con cafeína.
- Las bebidas energéticas que contienen guaraná no son recomendables debido a que utilizan dosis excesivas, peligrosas y en combinación con otros productos energéticos que pueden provocar una sobredosis de estimulantes.

✔ Aumentar la energía
✔ Combatir la fatiga crónica
✔ Mejorar el rendimiento deportivo
✔ Bajar de peso

Por qué sí funciona

■ La Administración de Alimentos y Medicamentos de Estados Unidos establece que la guaraná es "generalmente segura" al ser utilizada para mejorar el rendimiento deportivo, como estimulante, para reducir la fatiga mental y física, y para bajar de peso.

■ Contiene concentraciones más altas de cafeína que cualquier otra planta. También contiene pequeñas cantidades de teofilina y teobromina, similares a la cafeína, aunque tienen efectos sutilmente diferentes. Contiene además taninos, que hacen que la cafeína se libere lentamente en el cuerpo, haciendo que el alza de energía sea más duradera.

■ Los refrescos brasileños comunes la han incluido desde 1909 en dosis moderadas.

■ Es considerada un suplemento termogénico que aumenta la producción de calor en el cuerpo para que la grasa corporal se use como energía.

■ La *Journal of The International Society of Sports Nutrition* publicó en 2015 un estudio hecho por el Texas Tech University Health Sciences Center, que probó la efectividad termogénica de algunos productos que incluyen la guaraná para mejorar el rendimiento físico y otros beneficios relacionados con la pérdida de grasa vinculada al ejercicio.

■ La *Journal Alternative and Complementary Medicine*, de Nueva York, publicó en 2011 la investigación realizada por la ABC School of Medicine de Brasil, que comprobó que es una alternativa eficaz, no costosa y no tóxica para tratar la fatiga en pacientes que reciben quimioterapia sistémica.

■ Sus efectos secundarios son generalmente los mismos que los de la cafeína e incluyen problemas de sueño, ansiedad, inquietud, malestar estomacal y latidos cardíacos acelerados.

Hierba de San Juan *(St. John's wort)*

Hypericum perforatum, hipérico, hipericón, corazoncillo

Hace más de dos mil años, los griegos ya consideraban que las propiedades de la hierba de San Juan iban más allá de lo imaginable. El pionero de la medicina, Hipócrates, la utilizaba con fines antiinflamatorios, mientras que el botánico Pedanio Dioscórides decía que, entre otras cosas, estimulaba la menstruación, acababa con las fiebres terciadas y cuartanas, sanaba las quemaduras de fuego y, si se bebía por más de 40 días, curaba la ciática.

En la Edad Media se le reconocían capacidades antibióticas y era usada para cicatrizar quemaduras, llagas y las heridas de guerra. De hecho, en el siglo XVI se le llamó "hierba de las heridas" y luego "hierba militar". Hoy en día, su ayuda con el sistema nervioso es altamente valorada en países como Alemania, donde su venta y uso para este propósito supera a los del Prozac.

Macerado de San Juan para lesiones de la piel, hemorroides y dolores musculares

4   cucharadas de hierba de San Juan
2   cucharadas de aceite de oliva

Muele bien la hierba y agrégale el aceite. Déjala macerar en una botella de vidrio cerrada y guardada en un lugar oscuro y fresco por al menos 24 horas. Cuélala y aplícala sobre la zona que necesites.

➜ Más remedios en la página 238

Cuándo usarla
- Como té, tres veces al día como máximo.
- Una hora antes de ir a dormir, para combatir el insomnio.
- Aplica dos veces al día de modo tópico.

Consejos y datos
- Si sufres ansiedad o depresión, se recomienda utilizar suplementos de hierba de San Juan por al menos ocho semanas, bajo supervisión médica.
- Si la usas en la piel, no debes exponerte al sol, ya que la hipericina que contiene en contacto con la luz solar puede producir hipersensibilidad.

✔ Actuar sobre el sistema nervioso para contrarrestar ansiedad, depresión leve, terrores nocturnos e insomnio
✔ Tratar espasmos gastrointestinales, gastritis, diarreas y colon irritable
✔ Tratar síntomas premenstruales, menstruales y menopáusicos
✔ Tratar hemorroides y fragilidad capilar y cicatrizar heridas de la piel
✔ Tratar dolores musculares y nerviosos

Por qué sí funciona

- De acuerdo con el Centro Médico de la Universidad de Maryland, la hierba de San Juan parece funcionar tan bien en el cerebro en la síntesis de los neurotransmisores serotonina, dopamina y norepinefrina como lo hacen los fármacos, pero sin sus efectos colaterales, mejorando el estado de ánimo y combatiendo la depresión.
- Se ha estudiado que su uso prolongado —entre cuatro y seis meses— puede reparar el sistema nervioso, sin acumulación de toxinas en la sangre y el hígado, como sí ocurre con los fármacos.
- La hierba de San Juan produce docenas de sustancias como la hipericina, que tiene un efecto antidepresivo, y la hiperforina, que es un tranquilizante suave.
- Otros compuestos como los taninos le otorgan una poderosa acción antiséptica, astringente y cicatrizante para heridas, quemaduras y llagas. También hay algunos resultados de estudios promisorios sobre su eficacia en el tratamiento de eccema.
- Los flavonoides, como rutina, quercetina y kaempferol, tienen un efecto antiespasmódico, ayudan a tratar la acidez gástrica, la úlcera de estómago, las diarreas y los vómitos, entre otros.
- Un estudio realizado en el Instituto de Ciencias Psicológicas, en el Reino Unido, mostró que el consumo de esta hierba puede ayudar a disminuir los síntomas del síndrome premenstrual como dolores y cambios de ánimo. Mientras otro estudio realizado en Alemania y publicado por *Advance in Therapy* demostró que su uso alivia los síntomas psicológicos y psicosomáticos, además de mejorar el bienestar sexual durante la menopausia.
- Está en proceso de análisis el posible uso de la hierba de San Juan en el tratamiento de otros trastornos, como déficit de atención y trastorno afectivo estacional, entre otros.

Hinojo *(sweet fennel)*
Foeniculum vulgare

Aunque no es uno de los vegetales más consumidos entre los hispanos, el hinojo es parte esencial de la gastronomía de muchas regiones de España, así como de Francia, Marruecos e India. Los egipcios lo utilizaban para tratar problemas estomacales, mientras que los romanos usaban su raíz para despejar los ojos nublados y cualquier problema relacionado con la vista. En India se utilizaba para infinidad de dolencias y hasta hoy se le considera "la perla de los afrodisíacos". El rey de los francos y lombardos, Carlomagno, habría emitido una orden real para que se cultivara el hinojo, mientras que en épocas de guerra se usaba para reducir el apetito de los soldados. Lo mismo hacían los monjes asiáticos para soportar largos ayunos. En la Edad Media, en tanto, se le consideraba una planta mágica, perfecta para deshacer hechizos.

Infusión de hinojo para cólicos, gases, presión alta, mala visión

1 cucharada de hojas de hinojo deshidratadas o un ramito de hojas frescas
1 taza de agua caliente

Deja remojando las hojas en el agua caliente por 10 minutos. Luego endúlzala si deseas y bébela.

→ Más remedios en la página 238

Cuándo usarlo
- A cualquier hora, dos veces al día cuando hay problemas.
- Puedes usarlo con regularidad, agregándolo a tus tés e infusiones.

Consejos y datos
- Puedes incorporar las hojas de hinojo fresco y tubérculo a tu dieta, especialmente en ensaladas. Se come crudo o cocinado.
- Sus flores secas también pueden ser usadas como té, o en compresas para aliviar la inflamación.

✔ Tratar problemas oculares
y deterioro de la visión
✔ Lavar los ojos

✔ Bajar la presión arterial
✔ Combatir la retención de líquido
✔ Aliviar molestias estomacales

Por qué sí funciona

- La Universidad de Ciencias Médicas de Teherán, en Irán, y la Universidad de Ciencias y Tecnología Kohat, en Paquistán, entre otras instituciones, han realizado las más recientes revisiones de los usos del hinojo, y demostrado su efectividad.

- El hinojo ayuda a aliviar espasmos musculares, disminuye los cólicos abdominales y favorece la digestión. Asimismo, sus propiedades carminativas ayudan a expulsar flatulencias y a desinflamar el vientre.

- Un estudio publicado en la *Indian Journal of Physiology and Pharmacology* en 2008 expone los resultados de una investigación sobre el uso del extracto de su semilla en el tratamiento del glaucoma en conejos. Los resultados mostraron que una gota del remedio redujo la presión intraocular en más del 30%.

- En 2015, en Irán y España, entre otros países, también se estudiaron y confirmaron sus beneficios (como té, infusión y uso de hojas) en la salud ocular. Estos mostraron, entre otras cosas, que ayuda a disminuir la presión intraocular, uno de los mayores problemas en las personas con glaucoma.

- Otro estudio realizado en 2012, en India, sugiere que el trans-anetol que contiene la semilla de hinojo puede prevenir la retinopatía diabética, responsable del deterioro de la visión en personas que padecen diabetes. Esto se explica porque ese compuesto bloquea la conversión del azúcar en sorbitol en la sangre; demasiado sorbitol en las células de la retina conduce a la retinopatía, las cataratas y, finalmente, la ceguera.

- En 2001, en Marruecos, se investigaron los efectos hipotensores del extracto de la semilla de hinojo en ratas y se mostró que actúa eficazmente como diurético.

Hongos shiitake *(shiitake mushrooms)*

Lentinus edodes, champiñones shiitake,
setas shiitake, seta negra del bosque

En el folclor japonés existía la costumbre de que cuando un niño nacía, para celebrarlo, sus padres inoculaban un tronco de algún árbol viejo en su patio con esporas de hongo shiitake. El árbol se colonizaba de setas en alrededor de 20 años. Así, cuando ese hijo llegaba a los 21 años y estaba apto para salir al mundo a buscar fortuna, se encontraba con que esta estaba en el patio de su casa, pues en la cultura local los shiitake poseen un inmenso valor. Se cuenta incluso que hubo guerras a causa de robos de troncos poblados de setas.

Entre la cantidad de propiedades que le han asignado a través de la historia está la de ser supuestamente un afrodisíaco, al que llamaban *donko shiitake*, considerado hasta hoy uno de los más costosos del mundo.

Hongos salteados

1   taza de chícharos (judías verdes) frescos
1   papa hervida cortada en rodajas
1   taza de hongos shiitake frescos en lascas
1   cucharada de aceite de coco
     Sal
½   cucharadita de cúrcuma

En una sartén con aceite agrega las rodajas de papas, los hongos y los chícharos. Sazónalos con sal y cúrcuma. Saltéalos levemente (no más de seis minutos). Sírvelos y disfrútalos.

➜ Más remedios en la página 239

Cuándo usarlos
- Agrégalos a tu dieta regular.

Consejos y datos
- No los cocines demasiado para que no pierdan sus propiedades. Lo ideal es hacerlo entre cinco y siete minutos.
- La mejor manera de consumirlos para usos terapéuticos es como extracto. Puedes conseguirlo en cualquier tienda homeopática o naturista.
- Si estás recibiendo tratamiento para alguna enfermedad específica y puedes beneficiarte de las propiedades de este hongo, es conveniente optar por hacerlo en forma de suplementos, debido a la concentración de sus ingredientes activos.

✔ Bajar el colesterol
✔ Bajar de peso
✔ Prevenir el cáncer

✔ Fortalecer el sistema inmunológico
✔ Tratar resfríos y gripes
✔ Prevenir el herpes

Por qué sí funciona

■ Se ha comprobado que los hongos shiitake ayudan a controlar el azúcar en la sangre, reducen la inflamación en el cuerpo, disminuyen el colesterol y ayudan a bajar de peso y a combatir los radicales libres y la formación de tumores.

■ Los siguientes compuestos químicos presentes en los hongos shiitake protegen el ADN del daño oxidativo: lentinan, eritadeninas, betaglucano, enzima superóxido dismutasa, vitaminas como A, C, E, entre otros.

■ En Japón existen tratamientos contra el cáncer que mezclan componentes del shiitake en suplementos especializados.

■ De acuerdo a un estudio realizado con ratas en la Universidad de Tohoku, en Japón, impiden el aumento de la presión arterial, así como bajan el colesterol "malo" o LDL debido a compuestos como el esterol.

■ Un estudio realizado en ratas en 2011 por el Metabolic Research Centre, de la Universidad de Wollongong, en Australia, y publicado en la *Journal of Obesity* concluyó que las setas shiitake pueden ayudar a prevenir el aumento de peso corporal y la deposición de grasa.

■ Ayudan a asimilar mejor ciertos nutrientes como el calcio y el fósforo, gracias a la presencia de un compuesto llamado ergosterol.

■ Una investigación entre varias universidades mostró que fortalece el sistema inmunológico, combate muchas enfermedades y reduce la inflamación general. Esto se debe, por un lado, a que estimula la producción de interferón, linfocitos T y macrófagos, ayudándonos a combatir bacterias y virus; y, por el otro, a su gran aporte de antioxidantes.

Jengibre *(garden ginger)*

Zingiber officinale, kion

El jengibre es una de las plantas más populares de la medicina tradicional china, ya que se supone que estimula el yang, la fuerza masculina. Hace unos cinco mil años, el emperador Shennong fue uno de los primeros en investigar y compilar sus usos medicinales en su libro *Clásico de las raíces y hierbas del Divino Granjero*. Lo menciona como tratamiento para náuseas, diarrea, dolores de estómago, cólera, dolor de dientes, hemorragias y reumatismo, entre otros. Posteriormente, los herbolarios locales lo usaron para tratar gripes, tos y la mayoría de las enfermedades respiratorias. No en vano a esta raíz se le conoce como *jiang*, que significa "defender". Y es que en la cultura china la función del jengibre es precisamente defender al organismo de ataques extraños, de lo que pueda inflamarlo, le ocasione enfermedades respiratorias o lo llene de toxinas.

Té de jengibre para dolores menstruales, inflamación estomacal, náuseas y vómitos

½   pulgada de jengibre fresco pelado
      y picado
1   taza de agua caliente

Muele el jengibre en un mortero pequeño o con un triturador.
Ponlo en una taza y agrégale el agua.
Deja reposar por 10 minutos.
Bebe el té.

➜ Más remedios en la página 239

Cuándo usarlo

- Incorpóralo a tu dieta regular diaria, frío o caliente, a cualquier hora, hasta tres tazas o raciones al día.

Consejos y datos

- Si sufres de vértigo, mareos y náuseas al viajar, bebe una taza de infusión antes de salir y lleva contigo un trocito fresco de jengibre y un trozo de manzana para masticarlos en el camino, por si lo necesitas.
- No lo uses si estás tratando de aumentar de peso, si padeces hemofilia o si estás tomando medicamentos adelgazadores de la sangre.

✔ Tratar la inflamación general
✔ Tratar el dolor de cabeza
✔ Tratar el dolor estomacal

✔ Tratar dolores de articulaciones o musculares
✔ Tratar mareos, náuseas y vómitos

Por qué sí funciona

■ Los beneficios del jengibre, e incluso su intenso sabor picante, se deben principalmente a la sustancia llamada gingerol. Diversos estudios han demostrado que tiene propiedades antiinflamatorias y analgésicas. Sin embargo, el gingerol está presente mayormente en jengibre fresco, pues al secarse se convierte en otras sustancias que no han sido suficientemente estudiadas.

■ Existen numerosos estudios que han evaluado con éxito sus efectos como un tratamiento seguro y eficaz para el llamado síndrome PNV, que consiste en vómitos y náuseas en distintas condiciones, como embarazo, tratamientos de quimioterapia en pacientes con cáncer y en procesos posoperatorios, debido al uso de medicinas que los provocan.

■ Una de las investigaciones más recientes, realizada en 2012 por la Escuela de Enfermería y Partería de la Universidad de Queensland, en Herston, Australia, y publicada por el sitio *Pub Med*, demostró su efectividad como antiemético.

■ También se ha probado su efectividad para tratar problemas relacionados con la artritis, osteoartritis, artritis reumatoide y otros de tipo inflamatorio. Un estudio realizado en 2008 en Adelaide, Australia, probó su efectividad en pacientes con osteoartritis. Los pacientes sometidos a dosis de extracto de jengibre, en general, mostraron menos dolor, en comparación con quienes tomaron un placebo. También se comparó su efectividad con respecto al ibuprofeno, mostrando similares resultados, y con la ventaja con respecto a tal fármaco de resultar mejor tolerado, con pocos informes de efectos secundarios y problemas gastrointestinales.

Kelp *(brown algae)*

Phaeophyceae, quelpo, algivit, algas pardas

El kelp es un tipo de alga parda que crece en las profundidades del mar y llega a formar verdaderos bosques submarinos. Su alimentación combina la luz solar con los nutrientes de las aguas, convirtiéndolo en una síntesis de beneficios mayores que los de muchos vegetales. En numerosas culturas es conocido y consumido desde hace miles de años. En Grecia y Roma se le utilizó como medicina, para alimentar a los animales y para tratar desde parásitos intestinales hasta enfermedades mortales.

El capitán James Cook, famoso explorador inglés, recibió de los nativos de Tonga, en 1777, el alga que a ellos les había asegurado longevidad y buena salud durante tres mil años. En tanto, los hawaianos han cultivado jardines marinos de alga parda.

Sopa de pollo con kelp

6   onzas de pechuga de pollo cortada en cuadritos
1   papa pequeña
⅓   de taza de zanahoria cortada en cuadritos
4   tazas de agua o caldo de pollo bajo en sodio
1   cebolla picada en cuadritos
2   ajos picados
1   taza de kelp fresco o deshidratado (si es deshidratado, déjalo remojando un par de horas y luego ocupa esa agua para cocinar)
     Sal

Pon la pechuga de pollo, la papa, la zanahoria, la cebolla y el ajo a cocinar con el agua o caldo en una olla, hasta que todo esté blando. Apaga y deja reposar unos 15 minutos. Agrega el kelp y sirve.

➜ Más remedios en la página 239

Cuándo usarlo
- Agrega el kelp a tu dieta regular. Puedes consumirlo a diario en forma moderada: no más de dos cucharadas al día o unos 25 g, si no tienes problemas con el yodo.

Consejos y datos
- El kelp fresco puede reemplazar al arroz o fideos en cualquier sopa o guiso.
- También puedes incorporarlo a tu dieta en forma de sustituto de sal.
- O puedes adquirirlo como suplemento, de preferencia, orgánico.
- No lo consumas si tienes problemas de tiroides o alguna reacción al yodo sin consultarlo con tu médico.

✔ Actuar como antiinflamatorio
✔ Equilibrar la tiroides
✔ Bajar de peso

✔ Actuar como laxante
✔ Eliminar líquido
✔ Prevenir el cáncer
✔ Fortalecer los huesos

Por qué sí funciona

- Un estudio realizado en Corea del Sur en 2013 señala que ciertos tipos de algas, como el kelp, tienen propiedades antiinflamatorias y antioxidantes.
- Distintas instituciones de investigación japonesas realizaron un estudio en 2016 para probar que el fucoidano que contiene el kelp es antiinflamatorio y mejora los niveles de colesterol en la sangre.
- La Universidad Médica de Sapporo, en Japón, probó que el kelp es una de las mejores opciones para tratar el hipotiroidismo en pacientes con deficiencia de yodo.
- La *Nutrition Research and Practice* publicó en 2008 un estudio realizado en Corea del Sur en el que se probó que el consumo de kelp mejora los niveles de glucosa en la sangre.
- La Universidad de Hokkaido, en Japón, demostró en 2005 que el kelp posee una proteína llamada fucoxantina, que reduce el tejido graso.
- La *Diabetes, Obesity and Metabolism: A Journal of Pharmacology and Therapeutics* publicó en 2009 una investigación, realizada en Moscú, en la que se descubrió una combinación de aceite de semilla de granada con fucoxantina, proteína presente en el kelp, que promueve la disminución de peso y el aumento de la función hepática.
- La Universidad de Tasmania, en Australia, demostró en 2016 que el kelp contiene compuestos como fucoidano, uno de los más poderosos agentes para eliminar las células cancerosas en la sangre, el colon, las mamas y los pulmones. Por otra parte, una revisión publicada por la *Cancer Cell International* en 2012 descubrió que la fucoxantina que contiene es eficaz para combatir el cáncer de próstata.
- Estudios realizados en Taiwán en 2016 mostraron que puede ayudar a fortalecer los huesos y combatir la osteoporosis y otras enfermedades óseas gracias al fucoidano.

L-teanina *(L-Theanine)*

Gamma glutamiletilamida, 5-N-etil-glutamina

La L-teanina es un aminoácido que otorga algunas de las mejores sensaciones bioquímicas. A nivel científico, fue descubierta en 1949 en el té verde, pero también la tienen los tés negro y blanco, algunos hongos y las hojas de gyokuro, un tipo de té verde japonés.

Aunque su validación científica como aporte a la salud es muy reciente, su uso tradicional es antiquísimo, ligado al del té en culturas milenarias como método de relajación, bienestar y placer. En el año 2737 a.C., el emperador Shen Nong descubrió casualmente que las hojas de la planta *Camellia sinensis* cambiaban agradablemente el color y sabor del agua. Desde entonces, en China, luego en Japón y en distintas culturas, el té ha estado asociado no solo a la bebida sino también a un ritual social, y en algunos casos, espiritual, que cambia el cuerpo y la mente.

Té especiado

1   cucharada de té verde (o negro) en hojas
⅓   de cucharadita de ralladura de naranja
1   clavo de olor
1   vaina de cardamomo
1   varita de canela
2   tazas de agua

Pon a hervir el agua con la canela, el cardamomo y el clavo por dos minutos. Apaga y deja reposar por cinco minutos. Agrégale el té y la ralladura de naranja. Deja reposar. Cuélalo, endúlzalo y disfrútalo.

➜ Más remedios en la página 240

Cuándo usarlo
- Diariamente, antes de dormir, por al menos un mes.

Consejos y datos
- No uses agua demasiado caliente para prepararlo, especialmente el té verde, ya que lo vuelve amargo.
- Si padeces ansiedad o estrés, puede ser que debas tomar un suplemento, para una dosis mayor. Una taza de té verde tiene aproximadamente 20 mg de L-teanina. La mayoría de los suplementos contienen un mínimo de 50 mg.
- 250 mg son suficientes para mejorar la calidad del sueño.

✔ Contrarrestar el estrés
✔ Combatir el insomnio y mejorar la calidad del sueño
✔ Mejorar el estado de ánimo
✔ Aumentar la concentración
✔ Disminuir el colesterol
✔ Bajar la presión arterial

Por qué sí funciona

■ La L-teanina cuenta con la calificación GRAS de la Administración de Alimentos y Medicamentos (FDA), que quiere decir que es un suplemento seguro.

■ Se le recomienda incluso para disminuir los efectos del síndrome de abstinencia con respecto a drogas, nicotina o alcohol.

■ Investigadores del Departamento de Agricultura de Estados Unidos han informado que cinco tazas de té negro al día pueden disminuir la lipoproteína de baja densidad (LDL), potencialmente dañina, y el colesterol total en personas con colesterol ligeramente elevado.

■ Dos estudios japoneses publicados en la *Journal of Physiological Anthropology* mostraron que disminuye la ansiedad y presión arterial en personas sometidas a estrés psicológico o físico.

■ De acuerdo a un estudio preliminar israelí, publicado en la *Journal of Clinical Psychiatry,* ayuda a aliviar los síntomas de ansiedad y aumentar el tratamiento antipsicótico en pacientes con esquizofrenia.

■ Un estudio realizado en Canadá y publicado en la *Alternative Medicine Review* mostró que mejora la calidad del sueño en niños con déficit de atención e hiperactividad (TDAH).

■ La L-teanina puede atravesar la red capilar del sistema nervioso central y afectar positivamente la química del cerebro, modulando el estado de ánimo al cambiar los niveles de aminoácidos que afectan la serotonina y otros neurotransmisores. También disminuye los efectos dañinos del estrés y la depresión en el cerebro, como la pérdida de memoria o la capacidad de aprendizaje, ya que suprime los glucocorticoides de la misma manera que lo hacen ciertos fármacos, pero sin sus efectos nocivos.

Lavanda *(lavender)*

Lavandula angustifolia

Se dice que esta planta de delicadas flores violetas parece poder "limpiarnos" por dentro y por fuera. Existe evidencia escrita que describe sus usos desde hace más de 2,500 años. Entre los egipcios, por ejemplo, era muy popular como perfume y como aceite para el embalsamamiento. Antiguamente, se le conocía como nardo, o *naardus*, que es su nombre en griego. Eso explica la mención más famosa de esta planta, encontrada en la Biblia, en el Evangelio de San Juan. Allí se relata la ocasión en que María de Betania, la hermana de Lázaro, unge los pies de Jesús con un costoso ungüento supuestamente hecho de nardo y los seca con su cabello. Su uso nunca ha pasado de moda. En la actualidad, su aceite esencial es el más usado en el mundo entero.

Sobres de lavanda para combatir el insomnio

4   cucharadas de flores y hojas de lavanda secas

Pon la lavanda dentro de una bolsita de tela pequeña (puedes elaborar esta con un pañuelo de tela, una toalla delgada, una camiseta vieja de algodón, etcétera) y cósela para que no se salga. Pon la bolsita debajo de tu almohada, sobre la mesa de noche o donde puedas olerla.

Té de lavanda para relajarse y dormir

1   cucharada de lavanda seca (o una bolsa de té)
1   taza de agua recién hervida

Deja reposar la lavanda en el agua por 10 minutos y luego bébela. Hazlo al menos una hora antes de ir a la cama.

Cuándo usarla

- Diariamente. Como té o baño, después de cenar o una hora antes de ir a dormir.

Consejos y datos

- Las flores secas de lavanda pueden ser consumidas directamente, espolvoreándolas en postres o yogures.
- Puedes usar aerosol o atomizador de lavanda natural, una hora antes de dormir, ventilando bien la habitación.
- La bolsa de lavanda de la primera receta también puedes usarla para hacer descansar los ojos. Entíbiala 15 segundos en el microondas y ponla sobre los párpados por unos 20 minutos.

➜ Más remedios en la página 240

✔ Combatir el insomnio
✔ Tratar la inflamación
✔ Producir relajación y controlar la ansiedad y el estrés
✔ Combatir dolores de cabeza
✔ Combatir dolores menstruales
✔ Tratar malestares e infecciones estomacales
✔ Tratar picaduras de insectos y otras afecciones de la piel

Por qué sí funciona

■ *La International Journal of Psychiatry in Clinical Practice* realizó en 2010 una revisión completa de estudios que confirmaron la eficacia del aceite de lavanda para aliviar trastornos del sueño, ansiedad y baja calidad de vida, sin efectos secundarios adversos.

■ Investigaciones realizadas en China han descubierto que el aceite esencial de lavanda ayuda al organismo a producir tres potentes antioxidantes: glutatión, catalasa y superóxido dismutasa dentro de las primeras 22 horas de uso.

■ Otro estudio mostró en 2013 la capacidad única de protección contra los daños neurológicos de la lavanda. Esto además de ayudar a tratar migrañas, estrés, ansiedad y depresión.

■ También se ha demostrado que la lavanda reduce la depresión posparto y el trastorno de ansiedad, y que mejora el estado de ánimo en personas que sufren trastorno de estrés postraumático.

■ Los antioxidantes o polifenoles que contiene esta hierba ayudan a desinflamar, desintoxicar y combatir las bacterias del intestino.

■ Su capacidad antiinflamatoria también funciona muy bien sobre la piel, ayudando a reducir los brotes por picaduras de insectos, el enrojecimiento y la picazón.

■ Existe casi un centenar de estudios que confirman la capacidad de la lavanda para cicatrizar heridas y proteger de enfermedades infecciosas, especialmente en combinación con otros aceites. Científicos de la Universidad de Witwatersrand, en Sudáfrica, descubrieron que las mezclas de lavanda, canela y naranja son las más potentes para combatir, por ejemplo, *Candida albicans* y *Staphylococcus aureus*, dos agentes que causan problemas tópicos y respiratorios.

Limón *(lemon)*

Citrus × limonia, limonero

Los orígenes del limón están en Assam, al noreste de India, donde se ha cultivado desde hace más de 2,500 años. En sus inicios también se habría producido en Europa, pero las invasiones bárbaras del siglo III destruyeron todas las plantaciones. Diez siglos después, comerciantes árabes lo llevaron de regreso, especialmente alrededor del Mediterráneo, donde se cultivaba como planta ornamental. De hecho, fueron los árabes quienes le dieron su nombre, que se deriva de *laymün*.

Más tarde, con las Cruzadas, el limón llegó al resto de Europa y fue uno de los primeros productos incorporados a las provisiones de los conquistadores, ya que se conocían muchas de sus propiedades, especialmente para prevenir y combatir el escorbuto, una enfermedad que se origina por la falta de vitamina C. Se cuenta que el emperador romano Nerón bebía jugo de limón a diario para contrarrestar los efectos de un posible envenenamiento.

Agua con limón y miel para combatir un proceso infeccioso intestinal o de garganta

½ taza de jugo de limón
1 taza de agua
1 cucharada de miel

Agrega el jugo recién exprimido y la miel al agua y bébela de inmediato.

➜ Más remedios en la página 241

Cuándo usarlo
- A diario, una o dos veces al día.

Consejos y datos
- Una manera simple de sumar una ración a la ingesta diaria es bebiendo un vaso de jugo por la mañana con agua tibia, a menos que sufras de acidez o de úlcera gástrica.
- Para fines terapéuticos debes usar limón natural, no jugo de limón envasado.
- Exprime el limón que vayas a usar y el resto guárdalo de inmediato en la nevera por un día como máximo, para evitar que se contamine.

✔ Desintoxicar
✔ Estimular el proceso digestivo
✔ Tratar la tos, resfríos y gripes

✔ Reforzar el sistema inmunológico
✔ Proteger del daño que generan fármacos como la aspirina
✔ Bajar la presión arterial

Por qué sí funciona

■ Existen cerca de 620 estudios que analizan los distintos usos medicinales del limón, tanto de su pulpa, como de su jugo y cáscara, de la que se extrae su valioso aceite esencial.

■ En una investigación realizada en Japón y publicada en la *Journal of Nutrition and Metabolism* en 2014, se comprobó que la incorporación de los hábitos de caminar y consumir jugo de limón diariamente mejora la presión arterial y la salud en general de las personas. Esto gracias a los componentes bioactivos como ácido cítrico, polifenoles y ácido ascórbico.

■ En un estudio realizado en 2013 en Canadá, se revisó el papel de los flavonoides de los cítricos para regular el metabolismo de los lípidos, la diabetes tipo 2 y enfermedades cardiovasculares, con resultados favorables.

■ En una investigación realizada en Japón en animales se descubrió que la fragancia cítrica puede restaurar el sistema inmunológico, el cual se ve afectado comúnmente por el estrés.

■ El jugo de limón contiene altos niveles de D-limoneno, un compuesto conocido como extracto de limón y ácido perílico, que tienen propiedades anticancerígenas y ayudan a mantener el hígado sano.

■ La revista *Applied Physiology Nutrition* publicó en 2016 un estudio preliminar realizado en Túnez con el fin de investigar la actividad antioxidante y los efectos citoprotectores del aceite esencial de limón. Este demostró tener una potente capacidad protectora de las células del organismo frente a la toxicidad que genera el uso de la aspirina.

Llantén mayor *(common plaintain)*

Plantago major, llantén común, planta venda, jarabe de ciervo, breitwegerich, che qian zi, kemp, waybread, plaintain leaf

El llantén mayor es una planta de hojas verdes muy maleables originaria de Europa y Asia, que se utiliza desde hace milenios. Persas y árabes utilizaron sus hojas para combatir la disentería, Alejandro Magno las usaba para curar sus dolores de cabeza y el médico griego Pedanius Dioscorides las utilizaba para curar a los soldados del ejército romano por sus propiedades calmantes, refrescantes, curativas y suavizantes. De acuerdo a *The Lacnunga*, una colección antigua de textos médicos anglosajones, el llantén mayor es una de las nueve hierbas sagradas. En el Medievo, en Europa la usaban lo mismo para curar la gripe que fiebres peligrosas, gusanos estomacales o heridas por mordeduras de perros salvajes. En India, aseguran que si en la famosa batalla entre la mangosta y la cobra que relata el cuento tradicional, esta hubiera mordido al pequeño mamífero, este habría usado llantén mayor para neutralizar su veneno.

Té de llantén mayor (bronquitis, tos, expectoración, inflamación)

½   cucharadita de hojas secas o frescas de llantén mayor
1   taza de agua caliente
    Stevia o miel al gusto

Pon el llantén en una taza. Agrégale el agua y déjalo reposar por unos 10 minutos, endúlzalo y luego bébelo. Puedes tomar tres tazas durante el día.

➜ Más remedios en la página 241

Cuándo usarlo
- Cuando tengas molestias puedes usarlo a diario, de tres a cuatro veces al día.

Consejos y datos
- Puedes plantar llantén en el patio, el balcón o en una maceta pequeña, como cualquier hierba.
- También puedes utilizarlo en su forma líquida siguiendo la dosis indicada en el envase.
- No lo uses si estás tomando medicamentos anticoagulantes, como warfarina o acenocumarol.

✔ Combatir problemas respiratorios y alergias

✔ Tratar la tos (especialmente en niños)

✔ Reforzar el sistema inmunológico

✔ Combatir la inflamación

✔ Aliviar la irritación de la piel (dermatitis, quemaduras, picaduras, sarpullidos)

✔ Tratar diarrea y problemas gastrointestinales

Por qué sí funciona

■ Se le reconocen propiedades antitusígenas, antiinflamatorias, antibacterianas, emolientes, astringentes y antipruriginosas.

■ La Comisión E de Alemania (equivalente a la FDA de Estados Unidos) lo incluye desde 1978 en su catálogo oficial de 300 hierbas. Este organismo aprueba su uso para reducir la irritación pulmonar y de la piel, eliminar organismos nocivos, reforzar el sistema inmunológico, combatir la tos, especialmente en niños, y como expectorante, gracias a sus principales componentes: glicósidos iridoides, como aucubin, mucílago y taninos.

■ Un par de ensayos clínicos publicados en Bulgaria señalan su eficacia para tratar la bronquitis crónica gracias a su acción emoliente, con ingredientes como pectina y glicerina, usados comúnmente en jarabes para la tos y la garganta que se recetan o se consiguen mediante venta directa. Estas propiedades también lo hacen efectivo para apoyar tratamientos de asma, bronquitis, faringitis, catarro, alergias, entre otros problemas respiratorios.

■ Sus propiedades también sirven para tratar úlceras gastroduodenales, diarreas y reumatismo, entre otros problemas asociados a la inflamación.

■ Un estudio hecho en la Universidad Nacional Río Cuarto, en Argentina, en 1999, confirmó la resistencia de esta planta para combatir organismos nocivos. Esto fue confirmado en 2002 por científicos de Brasil y en 2003 por investigadores de la Universidad Médica de Kaohsiung, en Taiwán, en un estudio *in vitro*. En este último descubrieron que el agua caliente con extractos de esta planta mostraba resistencia a organismos nocivos y confirmaron los efectos estimulantes del sistema inmunológico mencionados por la Comisión E de Alemania.

Maca *(maca)*

Lepidium meyenii, raíz de maca, ayak chichira, ayuk willku, ginseng andino, ginseng peruano, lepidium peruvianum, maca, maino, maka, Peruvian ginseng

La maca proviene de una planta de la misma familia de los rábanos. Tiene un característico olor caramelizado y es originaria de los Andes peruanos. Su reconocimiento en el mundo moderno es muy reciente, por lo tanto hay que usarla con cautela. Sin embargo, los indígenas locales la han cultivado desde hace más de tres mil años.

No se sabe exactamente cómo funciona, pero tradicionalmente ha sido utilizada para promover la fertilidad y mejorar el estado de ánimo, especialmente en las mujeres, así como para incrementar la energía, sobre todo la sexual. De hecho, su repentina popularidad se debe a su legendaria reputación de ser un poderoso afrodisíaco. El interés que ha suscitado en los últimos años esta raíz ha obligado a los investigadores de todo el mundo a fijarse en ella y probar la efectividad de los usos tradicionales que los andinos peruanos le han dado.

Batido de cacao y maca

8 onzas de leche de coco o almendra bien fría
1½ cucharadas de maca en polvo
1½ cucharadas de cacao en polvo sin azúcar
½ banano
½ taza de dátiles sin semilla
1 cucharadita de nueces molidas

Pon en la licuadora la leche y el resto de ingredientes, excepto las nueces. Licúa. Sirve y agrégale las nueces encima. Disfrútalo.

➜ Más remedios en la página 241

Cuándo usarla
- Agrégala a tu dieta regular, de preferencia en el desayuno, almuerzo o meriendas. Consume de una a tres cucharadas al día.
- Antes de hacer ejercicio o alguna actividad que demande energía o concentración.

Consejos y datos
- En algunos mercados puedes encontrar raíz de maca fresca.
- La manera más conveniente y sencilla de usarla es en polvo, disponible en tiendas de vitaminas o tiendas naturistas.
- La mejor manera de no perder sus nutrientes es no sometiéndola a altas temperaturas.

- ✔ Aumentar la energía
- ✔ Combatir la fatiga crónica
- ✔ Aliviar la premenopausia y la menopausia
- ✔ Combatir la disfunción sexual en mujeres y hombres
- ✔ Incrementar la densidad ósea para combatir la osteoporosis

Por qué sí funciona

- ■ Las propiedades de la maca de mejorar el nivel de energía del organismo podrían deberse a su alto contenido nutritivo, pues posee una concentración de ácidos grasos esenciales e importantes minerales, como zinc y yodo.
- ■ Un estudio realizado por la Universidad Northumbria, en Inglaterra, en 2009, indicó que tras 14 días de tomar un suplemento de maca se mejoró el nivel de energía y el rendimiento y deseo sexual de ciclistas varones.
- ■ Un estudio dirigido por el Massachusetts College of Pharmacy and Health Sciences, en Boston, mostró que el consumo de maca mejora el ánimo y la salud del cerebro. Sus ácidos grasos ayudan a estabilizar la función cognitiva, así como a aliviar los síntomas de la depresión, la ansiedad y el estrés.
- ■ Investigadores de la Charles Sturt University & Therapeutic Research, que evaluaron el uso de maca para bajar de peso en mujeres menopáusicas, encontraron que también redujeron síntomas como sofocos, interrupciones del sueño, sudores nocturnos y depresión. En un estudio similar se descubrió que las mujeres posmenopáusicas tempranas que la toman también experimentan un alivio significativo de sus síntomas.
- ■ En un estudio hecho por el Departamento de Psiquiatría del Hospital General de Massachusetts, en Boston, se examinó su eficacia para remediar la disfunción sexual en mujeres como resultado de tomar antidepresivos. Ellas mejoraron la satisfacción sexual con la dosis más alta (3 g por día) sin mostrar efectos secundarios.
- ■ Un estudio realizado por la University & Therapeutic Research International, de Australia, sobre el efecto de la maca en los síntomas de la menopausia descubrió que también aumenta el marcador asociado con la densidad ósea, ayudando a mantener los huesos sanos.

Manzanilla *(German chamomile)*

Matricaria recutita, camomila, chamomilla o chamomile,
Roman chamomile, whig plant

En el antiguo Egipto ya se conocía y se usaba la manzanilla para curar la fiebre. Los griegos descubrieron en ella, además de una bella planta ornamental para sus jardines, un sinfín de beneficios medicinales. Asimismo, los romanos le daban usos medicinales, condimentaban con sus hojas las bebidas y preparaban aromáticos inciensos. Y en India la usaban para tratar dolores de cabeza, trastornos hepáticos, renales y de la vejiga, entre otros.

Durante la Edad Media, gracias a los monjes que investigaban y transmitían sus conocimientos, se convirtió en una de las hierbas más utilizadas para tratar desde problemas de la piel a otros más complejos, como el asma. También se usó para darle el toque amargo a la cerveza, aun antes del lúpulo. Y en el Virreinato del Perú fue la hierba favorita de San Martín de Porres para curar a los enfermos pobres de las calles.

Té de manzanilla

1   cucharada de manzanilla seca
     (o una bolsita de té)
1   taza de agua recién hervida

Deja reposar la bolsita en el agua caliente por 10 minutos. Luego bébela después de comer algo pesado, o una hora antes de ir a la cama, para ayudarte a relajarte y dormir como un bebé.

→ Más remedios en la página 242

Cuándo usarla
- Después de comer, especialmente algo pesado.
- Una hora antes de ir a dormir.
- Cuando tengas dolor de estómago o cólicos menstruales o procesos infecciosos o alérgicos.

Consejos y datos
- Cuando tengas problemas de la garganta o la boca, aprovecha parte del té de manzanilla para un enjuague bucal.
- También puedes conseguir una crema o pomada preparada con manzanilla para ayudar a desinflamar los músculos o alguna irritación de la piel.

✔ Tratar problemas digestivos
✔ Estabilizar el sistema nervioso
✔ Prevenir el insomnio
✔ Tratar la inflamación

✔ Tratar alergias
✔ Eliminar bacterias bucales o de garganta
✔ Ayudar a cicatrizar

Por qué sí funciona

■ La manzanilla contiene compuestos anodinos que son antiespasmódicos y controlan los calambres, el estreñimiento, dolores de estómago y la ansiedad, entre otras cosas. También puede ser parte del tratamiento de problemas respiratorios como asma, bronquitis y resfríos.

■ Desde hace mucho tiempo se le llama "aspirina herbaria", ya que ayuda a bajar la inflamación, lo rojizo de la piel y la congestión, usada sola o en combinación con otras hierbas.

■ Un estudio realizado por investigadores del Imperial College, en Londres, Inglaterra, descubrió que el consumo de su infusión eleva los niveles de por lo menos dos sustancias (glicina e hipurato), que son relajantes musculares y nerviosos, además de que alteran la flora intestinal y calman los dolores.

■ De acuerdo a un estudio realizado por la Universidad de Pensilvania, en Filadelfia, y a una revisión de estudios realizada por la *Alternative Therapies in Health and Medicine* y *Pharmacognosy Review*, la manzanilla puede ayudar a controlar la ansiedad y la depresión, moderar el estado anímico y relajar el sistema nervioso.

■ Un estudio realizado en Alemania descubrió que la crema de manzanilla es igual de efectiva que 0.25% de crema de hidrocortisona para el tratamiento del eccema.

■ La Comisión E, la agencia oficial de Alemania, similar a la FDA de Estados Unidos, autoriza el uso de preparaciones de manzanilla tópica para una variedad de enfermedades de la piel y de la boca, ya que ayuda a desinflamar los tejidos y a calmar y cerrar posibles heridas.

Maracuyá *(passion flower)*

Passiflora incarnata, pasionaria, flor de la pasión, granadilla, chinola, parchita, murucuyá

Si leíste mi libro anterior *Mejora tu salud de poquito a poco*, seguramente recordarás que descubrí los beneficios del maracuyá al buscar una cura natural para mi grave problema de insomnio después de una década de depender de medicamentos. Me la recomendó un chamán guatemalteco, y era la ayuda que necesitaba. De hecho, hoy en día suelo tener cajitas de té de maracuyá en mi oficina para dárselas a mis pacientes que sufren del mismo problema.

Se cree que el maracuyá es originario del Brasil, aunque existen datos de su uso entre los incas como sedante y tranquilizante natural. Desde entonces su popularidad se extendió y llegó hasta Europa. Existen registros de su uso medicinal durante el siglo XIX para tratar el insomnio, dolores menstruales, malestares digestivos, diarrea e, incluso, para calmar los síntomas de la epilepsia.

Infusión de maracuyá

¼ de taza de hojas secas de maracuyá (o una bolsita de té de maracuyá)
1 taza de agua recién hervida

Vierte el agua en una taza con las hojas o té de maracuyá. Deja reposar 10 minutos. Cuela las hojas y bebe el té.

→ Más remedios en la página 243

Cuándo usarlo
- Treinta minutos antes de ir a dormir si sufres de insomnio o menopausia.
- Después de las comidas para ayudar a la digestión.
- Durante el día, como refresco, si hay ansiedad o mucho estrés.
- Todos los días o cuando lo necesites.

Consejos y datos
- Puedes agregarle otras hierbas como menta, albahaca, gotas de limón, etcétera.
- Puedes prepararlo con leche caliente en reemplazo del agua.
- Si sufres ansiedad o estrés, prepara 4 tazas de este té frío, para beberlo durante el día.

✔ Ayudar a la relajación
✔ Combatir el estrés
✔ Combatir el insomnio
✔ Tratar problemas de la circulación

✔ Tratar dolores de cabeza, estomacales y musculares
✔ Tratar problemas de la premenopausia y la menopausia

Por qué sí funciona

■ Los alcaloides y flavonoides que contiene el maracuyá ayudan a conciliar el sueño y a que este sea de mayor calidad y más prolongado. Según la Comisión E de Alemania y EBSCO Information Services' Medical Review Board, hay suficiente evidencia científica de que esta planta posee un efecto sedante similar al que tienen los fármacos llamados benzodiacepinas, pero sin el peligro de la dependencia.

■ Algunos estudios sugieren que algún compuesto del maracuyá estimula la producción del ácido gamma-aminobutírico (GABA) en el cerebro, que permite la relajación.

■ Se ha estudiado el uso del maracuyá como tratamiento para la ansiedad, en comparación con fármacos como el oxazepam. Se ha probado que, aunque el medicamento es más rápido, tras cuatro semanas de uso tiene la misma efectividad.

■ El maracuyá también ha sido investigado como método complementario para curar la dependencia de drogas y fármacos, mostrando excelentes resultados al aminorar efectos emocionales como irritabilidad y depresión durante la desintoxicación.

■ Estudios realizados en Argentina mostraron sus beneficios para tratar diferentes patologías asociadas con el tracto gastrointestinal, como colitis, por sus propiedades antiinflamatorias, antidiarreicas y antiespasmódicas.

■ En Italia, la empresa investigadora Research Group for Sexology y Gynecological Clinic of the Policlinico Universitario, en Catania, demostraron que su consumo, junto con otros productos naturales como resveratrol, puede ser altamente eficaz para reducir síntomas, mejorar la calidad de vida y funcionamiento sexual de las mujeres premenopáusicas.

■ Científicos en Irán probaron que el uso del maracuyá en conjunto con otras hierbas y plantas medicinales ayuda a disminuir los sofocos (*hot flashes*) propios de la menopausia y premenopausia, sin necesidad de reemplazo hormonal.

Melón amargo *(bitter melon)*

Momordica charantia, chayota, calabaza amarga, sopropo, pepino africano, manzana agria, cundeamor chino, balsamina, tomaco

Al extracto del melón amargo le han llamado "insulina vegetal", ya que, curiosamente, en todos los rincones en que lo conocen, desde el Amazonas hasta India, desde la medicina nativa hasta la ayurvédica, lo han utilizado como un regulador natural del azúcar en la sangre. Se dice que es la hortaliza más amarga del mundo, una fruta comestible y medicinal que es una rara mezcla entre pepino y manzana, de la cual sirve todo: hojas, raíces y semillas. No se sabe con exactitud de qué región proviene, pero se cultiva en zonas tropicales. Se conoce su uso milenario en China, Filipinas, India y Japón, zonas de África, el Amazonas y las Antillas. Los chinos, sabiendo las propiedades depuradoras para el organismo que tienen los productos amargos, desarrollaron distintos procesos para aprovecharla, e incluso disfrutarla.

Té de melón amargo

1   cucharada de melón amargo en polvo (o media cucharadita de su versión en extracto)
2   tazas de agua
      Stevia

Hierve el agua y agrégale el melón amargo en polvo o extracto.
Deja reposar por 10 minutos.
Agrega stevia y disfrútalo.

➜ **Más remedios en la página 243**

Cuándo usarlo
- Agrégalo a tu dieta regular. A cualquier hora del día, de una a tres veces diarias, como té o infusión.

Consejos y datos
- Puedes usarlo en suplementos. La mayoría de los estudios sugiere que para lograr efectos en el organismo se requiere consumir por lo menos tres meses entre 1 y 2 gramos (1,000 a 2,000 mg) de melón amargo diarios, los cuales pueden dividirse en dos o tres dosis durante el día, después de comer.

✔ Tratar malestares gastrointestinales
(úlceras, colitis, estreñimiento)
✔ Aliviar problemas en la piel,
como la psoriasis

✔ Controlar el azúcar en la sangre
✔ Tratar problemas del hígado
✔ Fortalecer el sistema inmunológico
✔ Prevenir el cáncer

Por qué sí funciona

■ El melón amargo es una de las plantas más investigadas en
la actualidad por sus propiedades antibióticas, antioxidantes,
anticancerígenas y antivirales, entre otras.

■ De acuerdo a la *Journal of Ethnopharmacology*, existen más de 100
estudios que demuestran su capacidad para reducir los niveles de
azúcar en la sangre, gracias a fitonutrientes únicos que tienen efectos
hipoglucémicos. Se recomienda usarlo como tratamiento natural
para combatir la diabetes mellitus y sus complicaciones. Además,
puede mejorar la ingestión de glucosa de las células, ya que facilita la
liberación de insulina.

■ Puede ayudar a manejar el daño renal, los trastornos oculares como
cataratas o glaucoma, los cambios hormonales en las mujeres y las
complicaciones cardíacas y daños en los vasos sanguíneos, entre
otros.

■ También ayuda en el proceso de digestión de los alimentos, ya
que facilita la eliminación de dolores, úlceras y problemas como
el estreñimiento, la inflamación, los parásitos intestinales, etcétera.
También puede combatir la bacteria *Helicobacter pylori*.

■ De acuerdo a un estudio realizado en India, el extracto de melón
amargo ayuda a desintoxicar, previene el daño hepático y mejora la
función hepática.

■ Algunos estudios, como el publicado en la revista *Cancer Research*
y otro realizado en la Universidad de Saint Louis y publicado en la
revista *Health.com*, sostienen que podría intervenir en la prevención
o control de algunos tipos de cáncer como los de seno, páncreas,
leucemia, piel, próstata, lengua, laringe, vejiga y enfermedad de
Hodgkin.

■ Distintas investigaciones también han logrado identificar que
el melón amargo contiene compuestos antiinflamatorios y
antibacterianos que se usan en el tratamiento de problemas en la
piel, como eccema y psoriasis.

Menta *(peppermint)*

Mentha piperita, menta piperita

La menta (*Mentha piperita*), la hierbabuena (*Mentha spicata*) y el poleo (*Mentha pulegium*) pertenecen a la misma familia, una de las más importantes y generosas de la naturaleza. Aunque tienen algunas diferencias, en general, comparten la mayoría de características y propiedades medicinales. Tienen sus orígenes en los territorios alrededor del Mediterráneo y aparecen referencias de ellas desde la época del antiguo Egipto; por los papiros de Edwin Smith, de Lahun y de Ebers, se sabe que la usaban en la gastronomía, como digestivo, para mejorar el aliento y para detener los vómitos. Los griegos la incorporaron en leyendas mitológicas en platos tan tradicionales como la salsa de yogur tzatziki. Según el médico y farmacólogo griego Pedanius Dioscorides, la menta podía desdoblarse y llevar a los placeres amorosos, lo mismo que a la infertilidad. En países como Egipto y Marruecos, su té es parte vital de la cultura y símbolo de acogida, capaz de refrescar cuerpo y alma.

Té de menta estilo marroquí

1½   tazas de agua recién hervida
1   cucharadita de té verde
4   hojas de menta fresca
      Endulzante
      Jugo de limón

En un recipiente pon las hojas de menta y agrega el agua hirviendo sobre estas. Déjala por unos cinco minutos. Luego agrega el té verde y deja reposar un par de minutos más. Endulza y agrega el limón. Lo puedes tomar frío o caliente.

➜ Más remedios en la página 244

Cuándo usarla
- Diariamente. A cualquier hora. En especial, después de ingerir comidas pesadas.

Consejos y datos
- Si vas a beber un té de menta como digestivo, después de cenar, prepárala sola, con manzanilla, caléndula u otra hierba relajante.
- Puedes agregar unas hojas de menta o bolsita a una jarra de agua pura y dejarla en la nevera, para beberla durante el día. Le dará un toque refrescante.
- No la consumas si sufres de úlcera digestiva o problemas del hígado.

✔ Tratar dolores de estómago, de cabeza y musculares
✔ Reducir los problemas digestivos
✔ Tratar el colon irritable
✔ Tratar problemas respiratorios
✔ Prevenir el mal aliento
✔ Combatir bacterias
✔ Aumentar la energía y mejorar la concentración

Por qué sí funciona

■ Revistas como *International Journal of Phytotherapy and Phytopharmacology* han publicado artículos sobre sus múltiples usos medicinales. Entre otros, se han estudiado sus efectos como refrescante de la piel de larga duración, como analgésico para dolores musculares y como estimulante del flujo sanguíneo cuando se aplica tópicamente.

■ Un estudio realizado en 1996 analizó su eficacia en el tratamiento de cefalea o dolores de cabeza. Los pacientes aliviaron su dolor después de aplicar unas gotas de aceite en las sienes y la frente, sin efectos secundarios adversos.

■ En otra investigación realizada por la Universidad Médica de India en 2009 se demostró la capacidad del aceite esencial de menta piperita para tratar la fibromialgia y el síndrome de dolor miofascial, aliviando el dolor muscular gracias a sus propiedades como analgésico natural. Es especialmente eficaz para calmar el dolor de espalda, de músculos de las extremidades y el dolor tensional de cabeza.

■ El ácido ascórbico que posee y su principal agente activo, el mentol, son buenos descongestionantes, abren los senos nasales y son expectorantes, lo que ayuda a aflojar y expulsar la flema. El mentol también contribuye a regular la temperatura corporal, ya que aumenta la sudoración. Mientras que el tinol colabora en tratamientos de asma, alergias, etcétera, controlando la tos.

■ El Hospital General Epsom, en Inglaterra, publicó en 2001 los resultados de una investigación sobre las propiedades digestivas de la menta, en la cual se consignaba que mejora el flujo de la bilis, calmando espasmos de colon, así como sus capacidades antioxidantes, desintoxicantes, revitalizantes y antimicrobianas, entre otras.

Moringa *(ben oil tree)*

Moringa oleifera, palillo, drumstick

✔ Tratar la inflación y enfermedades relacionadas
✔ Fortalecer sistema inmunológico
✔ Combatir el envejecimiento
✔ Controlar el azúcar en la sangre

La moringa ha cobrado importancia en las últimas décadas, especialmente por su utilidad en la lucha contra la desnutrición. Sin embargo, en la medicina ayurveda se utiliza desde hace cerca de cuatro mil años. Es originaria de las montañas del Himalaya, de Tamil Nadu, en India, y de África. Ha llegado a ser uno de los árboles más plantados recientemente ya que puede sobrevivir en terrenos casi estériles. Además, tiene la importantísima propiedad de regenerar los suelos donde crece, nutriéndolos y dejándolos listos para otros cultivos. De hecho, en 2008, el National Institute of Health (NIH) la eligió como la "planta del año" por sus innumerables cualidades medicinales y medioambientales. Se le conoce prácticamente en todo el mundo bajo un centenar de nombres. Es tan completa en su composición y cualidades que incluso muchos científicos la llaman "planta milagrosa".

Batido verde con moringa

1 cucharada de moringa en polvo
8 onzas de agua
1 taza de vegetales verdes (espinaca, rúcula, col rizada)
1 manzana
   Hielo, si gustas

Licúa los ingredientes y tómalo de inmediato.

➜ **Más remedios en la página 244**

Cuándo usarla
■ Todos los días, durante uno o dos meses, a cualquier hora. Descansa un tiempo antes de retomarla.

Consejos y datos
■ No utilices agua demasiado caliente para que las hojas no pierdan sus nutrientes.
■ Si la consumes en polvo, comienza con media cucharadita al día. Prueba una semana antes de aumentar la dosis.
■ También puedes utilizarla en suplementos. No existe una dosis generalmente aceptada. Se sugiere que se use un máximo de 15 mg por libra de peso corporal al día.

✔ Bajar la presión sanguínea alta

✔ Tratar la tiroides (desbalance hormonal)

✔ Prevenir el cáncer y apoyar su tratamiento

✔ Tratar problemas gastrointestinales (úlceras, dolor, diarrea, estreñimiento, etcétera)

✔ Tratar infecciones (bacterias, hongos, virus y parásitos)

Por qué sí funciona

- De acuerdo al National Institute of Health de Estados Unidos, existen más de 1,300 investigaciones e informes sobre los beneficios y características curativas de la moringa.

- Una evaluación realizada por la Universidad de Putra, en Malasia, publicada en 2014 por la *Asian Pacific Journal Cancer Prevention*, señaló que la moringa contiene aminoácidos esenciales, antioxidantes, compuestos antibacterianos y antiinflamatorios con propiedades similares a las de medicamentos convencionales, pero sin efectos secundarios.

- La moringa posee compuestos que reducen los efectos del estrés oxidativo y la inflamación, asociados con menor riesgo de enfermedades crónicas como diabetes, hipertensión y cáncer de colon, estómago y pulmón.

- La *Journal of Food Science and Technology* publicó en 2014 un estudio en el que se exponía que el uso de la moringa y del amaranto retarda el envejecimiento y equilibra las hormonas en mujeres adultas que han alcanzado la edad de la menopausia. También se mostró que tomados en ayunas en conjunto controlan la glucemia y aumentan la hemoglobina.

- Distintos estudios, como uno publicado por la *International Journal of Food Science & Technology*, han demostrado que el ácido clorogénico presente en la moringa equilibra los niveles de azúcar en la sangre, reteniendo o liberando la glucosa según el cuerpo lo necesite, lo cual ayuda a combatir la diabetes y a mejorar la salud del páncreas.

- Gracias a sus propiedades antiinflamatorias, la moringa se utiliza con éxito en úlceras estomacales, problemas del hígado y los riñones, infecciones causadas por hongos, problemas digestivos e infecciones, cálculos renales, infecciones del tracto urinario, estreñimiento, retención de líquidos y diarrea, entre otros.

Nimba *(neem)*

Azadirachta indica, nim, margosa o lilia india

El árbol de nimba, originario de India y Birmania, hoy se exporta a casi todo el mundo y se da muy bien en zonas tropicales y subtropicales. Sus flores son muy fragantes y sus frutos, similares a la aceituna.

En la mayor parte de India se le utiliza desde hace unos cuatro mil años, y en áreas rurales se le conoce como "farmacia del pueblo" por la infinidad de usos medicinales que se le dan a todas sus partes. Además, sus hojas son usadas como forraje para animales y para espantar insectos y plagas, mientras su fruto lo comen tanto las aves como las personas. Sus semillas y hojas también sirven para sazonar algunos alimentos picantes y eliminar bacterias bucales. Incluso se cuenta que Mahatma Gandhi acostumbraba comer *chutney* (una compota agridulce) con hojas de nimba para mejorar su estado general de salud.

Infusión para tratar caspa, piojos, bacterias bucales o piel

2   tazas de hojas de nimba
4   tazas de agua caliente

Hierve las hojas de nimba hasta que el agua se ponga verde. Déjala enfriar. También puedes usar agua muy caliente y dejarla reposar por al menos 30 minutos. Cuélala y úsala como enjuague final de tu cabello después de lavarlo.

➔   Más remedios en la página 245

Cuándo usarlo
- Diariamente o al menos dos veces a la semana hasta que los problemas de caspa, piojos u hongos desaparezcan.

Consejos y datos
- Puedes enjuagarte la boca con la misma infusión si tienes mal aliento o herpes, o en la piel para tratar hongos u otras afecciones.
- Puedes separar un poco de infusión y guardarla en una botella con rociador para usarla sobre la ropa de cama, sofás, armarios, la piel, etcétera, como repelente de insectos y plagas.

✔ Combatir la caspa

✔ Tratar afecciones a la piel (psoriasis, acné, pigmentación, alergias)

✔ Combatir hongos (pie de atleta, cándida)

✔ Repeler insectos (pulgas, mosquitos, ácaros)

✔ Eliminar piojos

✔ Combatir bacterias bucales

Por qué sí funciona

- The National Academies Press publicó en 1995 un libro titulado *Neem: A Tree for Solving Global Problems* sobre los usos medicinales del árbol de nimba comprobados: la limpieza bucal y el combate de hongos, bacterias, virus e insectos.

- En el libro *Neem: The Ultimate Herb* también se dan a conocer datos que muestran su poder antibacterial y su uso en problemas como psoriasis y hongos, entre ellos los que causan la caspa, el pie de atleta y la candidiasis.

- Como antiséptico natural, controla enfermedades de las encías, las caries y el mal aliento.

- En Alemania, se demostró que es tóxica para el virus del herpes bucal.

- Estudios realizados en 2013 en Malasia y Suiza encontraron que su uso tópico regular mejora la piel maltratada a causa del acné, cicatrices, pigmentación y puntos negros.

- La Universidad de Nueva York comprobó sus propiedades antialérgicas y antiinflamatorias en problemas de la piel.

- Sus hojas y aceite esencial funcionan, además, como lubricante para la piel, humectándola, evitando que se reseque con el uso de químicos de jabones y mejorando su elasticidad. El mismo efecto tiene con el cabello; evita que se parta y se caiga, ya que lo revitaliza y nutre.

- Existe evidencia de su efectividad eliminando tres variantes de piojos, pulgas y ácaros, así como nematodos y gusanos propagados por mosquitos y que son resistentes a productos químicos tradicionales.

- Infinidad de estudios demuestran que posee azadiractina, un componente más efectivo como repelente y pesticida que los químicos, ya que interrumpe el ciclo vital de varias especies de insectos de manera más segura en el control de plagas.

Nopal *(prickly pear)*

Opuntia ficus-indica, cactus, chumbera, higuera

Dicen que "más mexicano que el nopal, ¡ni el tequila!" Cuenta la leyenda que la mismísima Ciudad de México fue fundada sobre un inmenso campo de nopales, siguiendo las indicaciones del dios Huitzilopochtli. Él les comunicó a los nativos que el lugar exacto donde debían fundar Tenochtitlán sería donde encontraran un águila devorando una serpiente posada en un nopal. Los aztecas y otros pueblos prehispánicos de la región conocían las bondades de esta planta arbustiva desértica desde mucho tiempo antes. Restos arqueológicos prueban que hace más de 25 mil años, además de ser uno de los platillos preferidos por los nativos recolectores en época de lluvias, era deshidratado y molido para el resto del año, y uno de los recursos fundamentales para tratar quemaduras y afecciones de la piel, infertilidad, contusiones, fracturas, amigdalitis y una larga lista de males.

Batido verde con nopal

1   taza de nopal fresco o congelado picado o dos cucharadas en polvo
½   taza de acelga picada
½   remolacha (betabel, betarraga)
½   manzana verde
1   rama de apio
8   onzas de agua
1   pizca de pimienta (opcional)
    Hielo (opcional)

Procesa todos los ingredientes y bébelo bien frío.

➜ Más remedios en la página 245

Cuándo usarlo

- Intégralo a tu dieta regular. Puedes consumirlo en batidos o jugos en ayunas, como merienda o media hora antes de una comida.
- Todos los días si padeces diabetes tipo 2, triglicéridos o colesterol altos, o sobrepeso.

Consejos y datos

- Después de beberlo, espera al menos 30 minutos antes de ingerir alimentos.
- Bebe bastante agua pura durante el día para apoyar la eliminación de grasa y excesos del organismo.
- Úsalo en batidos, jugos y ensaladas, más que cocinado, para aprovechar sus propiedades.

✔ Controlar el azúcar en la sangre
✔ Bajar de peso
✔ Disminuir el colesterol
✔ Disminuir los triglicéridos

Por qué sí funciona

- De acuerdo a un estudio publicado en 1995 en el *Journal of Ethnopharmacology*, el extracto de nopal disminuye en un 18% la cantidad de glucosa en la sangre.

- El nopal funciona básicamente debido a su alto contenido de fibra y de proteínas como la pectina. Estas ayudan a que el azúcar que entra al cuerpo no se absorba de manera tan abrupta en la sangre.

- Un estudio realizado en California y publicado en la *Journal of Nutrition* demostró que la pectina del nopal ayuda a disminuir las concentraciones de colesterol "malo" (LDL) y del colesterol total, ayudando a bajar de peso.

- En otro estudio realizado en México se probó que 100 g de nopal suministrado a personas obesas y a pacientes con diabetes tipo 2, tres veces al día, 20 minutos antes de cada comida durante 10 días, disminuía significativamente el colesterol total, triglicéridos y peso corporal de los obesos no diabéticos y con diabetes tipo 2, así como el nivel de azúcar en la sangre de los diabéticos. Esto ha sido corroborado en estudios posteriores.

- El nopal es rico en antioxidantes debido a que contiene ocho tipos de flavonoides y otras sustancias como el ácido pantoténico. Un estudio publicado en *The American Journal of Clinical Nutrition* en 2004 probó que el nopal proporciona mayor cantidad de antioxidantes como la vitamina C que algunas frutas.

- También existe evidencia de que el nopal es un importante inhibidor del desarrollo de enfermedades inflamatorias.

- Científicos italianos han demostrado que el nopal protege contra las úlceras gástricas.

Olmo *(slippery elm)*

Ulmus carpinifolia, negrillo, álamo negro

Originario de Siberia, este altivo y frondoso árbol hoy es popular en casi toda América Latina y Estados Unidos. De acuerdo al antiguo manuscrito *Codex Regius*, escrito en 1270 y encontrado por el obispo Brynjólfur Sveinsson 400 años más tarde, el olmo fue parte vital en el mito nórdico sobre la creación. Según este, los dioses Yggdrasil y Odín crearon a la humanidad a partir de dos árboles que ofrecían el oxígeno necesario para la vida. El primer hombre, llamado Ask, fue creado a partir de un fresno o lingue, y la primera mujer, llamada Embla, a partir de un olmo.

Además de su belleza imponente, este árbol siempre ha tenido distintos usos terapéuticos. El médico inglés Nicholas Culpeper lo mencionaba en su obra *Complete Herbal*, escrita en 1653, mientras que los indígenas americanos han usado tradicionalmente su corteza pulverizada con propósitos curativos.

Té de olmo

½ cucharadita de corteza interna de olmo en polvo
1½ tazas de agua recién hervida

Pon a hervir el agua y agrega el polvo de olmo. Deja hervir unos 10 minutos. Apaga y deja que se enfríe un poco. Bébelo de inmediato.

➜ Más remedios en la página 246

Cuándo usarlo
- Como té o infusión, cuando hay malestares estomacales, diarrea o cólicos. Puedes tomar hasta cuatro tazas al día.
- Como cataplasma, cada cuatro a seis horas, hasta que baje la inflamación.

Consejos y datos
- También se puede usar como tintura, una cucharadita hasta tres veces al día.
- Pese a sus propiedades astringentes, no debe usarse en heridas muy abiertas o profundas, ya que podría ocasionar irritación o ardor.

✔ Tratar la diarrea
✔ Mejorar la digestión
✔ Combatir el estreñimiento

✔ Tratar el dolor
✔ Tratar la inflamación
✔ Bajar la presión arterial

Por qué sí funciona

■ Al olmo se le reconocen propiedades antiespasmódicas, antiinflamatorias, antisépticas, astringentes, cicatrizantes, antidiarreicas, demulcentes y expectorantes.

■ Su principal propiedad medicinal se debe a la salicina, un compuesto que al ser procesado por el hígado da como resultado ácido salicílico, que ayuda contra el dolor, la fiebre, la inflamación y el reumatismo, así como mejora la circulación de la sangre. Además, sirve para tratar problemas en el sistema urinario, especialmente infecciones.

■ Un estudio realizado en Australia en 2010 evaluó los efectos y la tolerabilidad de dos formulaciones naturales para tratar síntomas del intestino irritable, como diarrea y estreñimiento. Ambas formulaciones contenían olmo. Una de estas redujo notablemente el número de los síntomas de diarrea y la otra mejoró significativamente tanto el hábito intestinal como el estreñimiento. Incluso algunos lo sugieren como tratamiento para el estreñimiento infantil.

■ Una investigación realizada en India en 2016 estudió una variedad local de olmo conocida como Himalaya elm, usado en la medicina tradicional india para la curación de fracturas y como diurético; y en la medicina china, para la hipertensión. Los resultados mostraron que reduce la presión arterial debido a la presencia de flavonoides como quercetina y a su actividad antioxidante.

■ Para corroborar el uso tradicional, en Corea, en 2010, se investigó su efectividad para tratar trastornos inflamatorios. Según se informó, la planta exhibe propiedades antioxidantes y tiene efectos contra el cáncer y antiinflamatorios. Los resultados sugieren que el bakuchiol es uno de los componentes antiinflamatorios potentes que tiene el olmo para lograr estos beneficios en la salud.

Orégano *(oregano)*

Origanum vulgare

La leyenda dice que la diosa Afrodita sopló sobre esta hierba, que conocemos como orégano, y su aliento le regaló su particular aroma. "Alegría o brillo de la montaña" es el significado del nombre dado por los griegos, quienes lo veneraban precisamente como símbolo de felicidad. Luego lo compartieron con los romanos, y en ambas culturas se hizo tradición que las parejas adornaran sus cabezas con laureles de orégano en su ceremonia de unión. Hipócrates usaba orégano para curar problemas estomacales, respiratorios e infecciosos. Y en la Edad Media se acostumbraba poner una ramita en la puerta de las casas para protegerlas de "malos espíritus". También se convirtió en una hierba adorada en lugares que van de los países árabes a los asiáticos y americanos. Además de su valor culinario y medicinal, tradicionalmente se ha usado en cosmética, en la elaboración de perfumes y, sobre todo, en secretas fórmulas afrodisíacas.

Adobo curativo para carnes

½   taza de orégano molido
1   cucharada de canela molida
1   cucharada de clavo de olor molido
1   cucharada de romero
1   cucharada de jengibre en polvo
1   cucharada de ajo en polvo
½   cucharadita de pimienta negra en polvo
½   cucharadita de pimienta roja en polvo

Mezcla los ingredientes y adoba con esto la carne, especialmente la roja, antes de cocinarla.

➜ **Más remedios en la página 246**

Cuándo usarlo
- Diariamente. Agrega orégano a tu dieta regular como una especia más para ensaladas, guisos, tortillas, etcétera.

Consejos y datos
- Puedes agregar orégano a una mezcla con sal, cúrcuma y pimienta para aliñar tus comidas, y disminuir tu consumo de sal.
- Usa sus hojas, semillas, flores, etcétera, mezcladas con otras hierbas para té o infusiones.
- Si tienes la opción, ten tu propia planta en casa, como cualquier hierba.
- También puedes adquirirlo como aceite esencial de orégano.

✔ Fortalecer el sistema inmunológico
✔ Tratar la inflamación
✔ Tratar problemas respiratorios, resfríos y gripes
✔ Combatir bacterias, virus y hongos
✔ Tratar problemas digestivos
✔ Contrarrestar el envejecimiento
✔ Prevenir el cáncer

Por qué sí funciona

■ El orégano contiene fitonutrientes como el ácido rosmarínico y timol, potentes antioxidantes que protegen las células del estrés oxidativo. Se ha demostrado que tiene una actividad antioxidante 42 veces más potente que las manzanas y hasta cuatro veces más que los arándanos. Esto ejerce un efecto de antienvejecimiento significativo.

■ El timol y el carvacrol también tienen propiedades antibacterianas. En un estudio realizado en México se descubrió que es más efectivo en el tratamiento de infecciones causadas por el parásito Giardia lamblia que el antibiótico más recetado para tratarlas. También puede combatir las infecciones gastrointestinales causadas por *E. coli* y salmonela.

■ Otra investigación realizada por la Universidad Médica de Lodz, en Polonia, en 2012, comprobó que su aceite esencial mejora la curación de infecciones bacterianas y es eficaz para la prevención del desarrollo de cepas resistentes a los antibióticos. Incluso se ha estudiado que su uso como aerosol alivia rápidamente síntomas de infecciones respiratorias.

■ Distintos estudios realizados en varias partes del mundo, como Pakistán, Estados Unidos y México, han demostrado que sus fitoquímicos pueden aniquilar patógenos transmitidos por los alimentos como la listeria, algunas superbacterias y ciertas especies de hongos.

■ Varios estudios, entre estos uno realizado en Italia en 2009, han demostrado que su extracto puede ayudar a prevenir el cáncer de colon.

■ Además, en un estudio realizado por la Universidad de California en 2010 se descubrió que añadir a la carne una mezcla de especias rica en antioxidantes que incluye orégano, antes de cocinarla, reduce los compuestos tóxicos creados durante el proceso de cocción.

Ortiga *(stinging nettle)*

Urtica dioica L., urtica, pringamosa, picasarna, California nettle

Todo aquel que gusta disfrutar la vida al aire libre "como niño explorador" tiene alguna historia de reacción alérgica al tocar la ortiga. Por ese poder irritante al tacto, esta planta silvestre tiene fama de ser mala hierba, pero no lo es. En la Grecia antigua ya tenía propósitos medicinales, pero hoy sabemos que tuvo usos previos a esos. En Dinamarca, se encontraron restos de mortajas fúnebres hechas con esta planta que datan de hace unos cinco mil años. Algunos pueblos nativos norteamericanos también la usaban como fibra para redes, ropa y cuerdas. Asimismo, chamanes, médicos y herbolarios la han recetado para un sinfín de tratamientos a lo largo de la historia. Pero uno de los tratamientos más curiosos lo hacían los griegos y romanos, que frotaban sus hojas contra el abdomen y glúteos de los hombres para devolverles el vigor.

Algodón con esencia natural de ortiga para detener una hemorragia nasal o bucal

6 hojas de ortiga

Aplasta las hojas en un mortero hasta conseguir su jugo y aceites. Empapa una bolita de algodón con ese jugo e introdúcelo en la entrada de la nariz. Déjalo ahí por unos minutos hasta que deje de sangrar.

➜ Más remedios en la página 247

Cuándo usarla
- Usarla tópicamente, cada vez que tengas sangrado nasal, las veces que sea necesario.
- Como té, puedes usarla tres veces al día, una taza antes de cada comida.

Consejos y datos
- Puedes usar la ortiga como vegetal para guisos, ensaladas y sopas. No pierde sus propiedades.
- Puedes usarla para evitar reacciones alérgicas debido al ácido fórmico que contiene y que pica al contacto; manéjala siempre con guantes.
- Antes de usarla, déjala reposar por un día para que pierda el ácido, y así no picará al cocinarla o hervirla.

✔ Tratar la hemorragia nasal
✔ Tratar alergias nasales y otros síntomas
✔ Eliminar líquido

✔ Tratar la hiperplasia benigna de la próstata
✔ Tratar el dolor en articulaciones y músculos

Por qué sí funciona

■ Según la Universidad Estatal de Pensilvania, el tallo, las hojas y la raíz de la ortiga tienen una serie de beneficios para la salud y cualidades farmacológicas.

■ La Universidad de Maryland también sostiene que la ortiga ha sido usada más comúnmente como diurético y para el tratamiento del dolor en músculos y articulaciones, eccema, artritis, gota y anemia. Hoy en día, se utiliza principalmente para tratar problemas urinarios, así como alergias y dolor en las articulaciones.

■ Junto al diente de león, la ortiga es una de las mejores hierbas diuréticas.

■ Su elevado contenido de clorofila mejora la circulación sanguínea.

■ Se ha demostrado su capacidad para detener hemorragias, ya que contiene ciertos elementos que actúan para contraer las arterias. Aplicada sobre la piel, puede reducir el sangrado durante una cirugía. Así quedó demostrado en un estudio realizado en 2010, en Turquía.

■ De acuerdo a varios estudios, tiene propiedades antihistamínicas. En uno realizado por el Colegio Nacional de Medicina Naturopática, en Portland, Oregon, se descubrió que puede aliviar las alergias y síntomas como los de la fiebre del heno.

■ De acuerdo al sitio de la Universidad de Maryland, diversos estudios han comprobado su efecto positivo para tratar los síntomas de la hiperplasia benigna de próstata (HBP), como uno realizado por Azad University of Gachsaran, en Irán, en 2013. Gracias a sus propiedades antiinflamatorias puede disminuir los síntomas de la próstata agrandada, mejorar el flujo de orina, disminuir infecciones en esa zona y disminuir el crecimiento del tejido de la próstata.

Palma enana americana *(saw palmetto)* Serenoa repens, sabal, palmetto de la sierra, American dwarf palm tree, cabagge palm, pan palm, palmetto scrub, baies du palmier scie, chou palmiste, ju-zhong, palmier nain

Los nativos del sur de Estados Unidos y Centroamérica conocían las propiedades de la palma enana americana para tratar una amplia variedad de afecciones. Mezclada con raíz de ortiga y semillas de calabaza, se convertía en una poderosa medicina. Fue usada por los mayas para la impotencia, y para inflamaciones, infertilidad, tos e infecciones por los seminoles. Los colonos europeos la exportaron al Viejo Continente. Por un par de siglos, su extracto crudo se utilizó a ambos lados del Atlántico para innumerables problemas. En el siglo XIX vieron que al usarla para alimentar el ganado les mejoraba el tracto urinario y algunos médicos comenzaron a validar sus usos tradicionales. En 1907, se instaló en Vero Beach, Florida, una de las primeras plantas de secado de sus frutos exclusivamente para uso medicinal.

Té frío

2	tazas de agua
2	cucharadas de arándanos de palma enana americana deshidratados
1	varita de canela
1	trocito de jengibre fresco
¼	de cucharadita de esencia de vainilla
	Miel o stevia al gusto

Hierve en una olla (que no sea de aluminio) la canela y el jengibre por unos minutos. Apaga. Agrega los arándanos y deja reposar hasta que se enfríe. Cuélala, agrégale vainilla y endulza. Disfrútalo.

➜ Más remedios en la página 247

Cuándo usarla
- Por la mañana y por la noche, diariamente si hay problemas.

Consejos y datos
- Si hay problemas avanzados de próstata, opta por un suplemento de palma enana americana estandarizado entre un 85% a 95% de ácidos grasos y esteroles.
- Es mejor si el suplemento viene con licopeno (antioxidante que da el color rojo a tomates y pimientos, entre otros) o zinc, pues parece potenciar sus beneficios.
- Se debe usar por al menos un par de meses para ver sus efectos.

✔ Tratar la hiperplasia prostática benigna (BPH)
✔ Aliviar el tracto urinario
✔ Tratar la alopecia androgenética (calvicie masculina)

✔ Tratar el acné y el eccema
✔ Tratar el hirsutismo (exceso de vello facial en las mujeres)
✔ Tratar la seborrea (trastorno inflamatorio de la piel)

Por qué sí funciona

■ De acuerdo al National Center for Complementary and Alternative Medicine (NCCAM) y la Universidad de Maryland, la palma enana americana contiene ingredientes activos que incluyen ácidos grasos, esteroles vegetales y flavonoides. Sus bayas o frutos también contienen polisacáridos de alto peso molecular (o azúcares), que reducen la inflamación y fortalecen el sistema inmunológico. Además, poseen propiedades antiexudativas, diuréticas y antisépticas. De igual manera, el resto de la planta posee una variedad de lípidos (grasas) que influyen en la función hormonal.

■ Existen más de 30 estudios científicos que respaldan su uso como uno de los principales tratamientos naturales para aliviar el agrandamiento anormal de la próstata. A modo de ejemplo, solo en Alemania existen casi 30 farmacéuticas que la comercializan como tratamiento para este problema.

■ La próstata agrandada, o hiperplasia prostática benigna (BPH), ocurre cuando la hormona masculina testosterona se convierte en enzima 5-alfa reductasa o 5 DHT. La palma enana americana ayuda a inhibir o retardar ese proceso.

■ Existe evidencia de que la alopecia o calvicie androgenética podría ser causada por el mismo mecanismo de conversión de testosterona en 5 DHT. Por lo tanto, su consumo sostenido resulta una alternativa viable como tratamiento natural.

■ Distintos estudios muestran que su extracto puede mejorar los síntomas urinarios y el flujo de orina al relajar el tejido del músculo prostático, con efectos similares a ciertos fármacos como la finasterida (Proscar) y el tamsulosin (Flomax). Su ventaja es que este tiene menos o ningún efecto adverso.

Pau d'arco *(taheebo)*

Tabebuia avellanedae, ipe roxo, lapacho

Al pau d'arco se le conocía como "árbol sagrado de los incas" o "árbol de la vida" y ha sido clave en la medicina tribal de Brasil y Perú. En la selva amazónica, lo utilizaban originalmente en la fabricación de arcos para flechas, gracias a su flexibilidad y extrema resistencia a la descomposición. De hecho, varios de sus nombres nativos significan "palillo" o "vástago del arco". Su corteza también ha sido utilizada durante siglos para tratar una amplia variedad de problemas de salud. Los guaraníes y los indios tupíes lo llaman árbol *tajy*, que significa que "tiene fuerza y vigor". En la década de los sesenta llamó la atención de científicos argentinos y brasileños, que comenzaron a investigarlo. Y en los últimos años, la demanda por su corteza ha sido tal que ha llegado a estar en peligro de extinción.

Suplementos de pau d'arco

1   cápsula de pau d'arco; dosis total: entre 1 a 1.5 gramos diarios

(No hay una dosis exacta, pero en general se recomienda no consumir más de 1.5 gramos al día. Una dosis mayor podría ser tóxica).

Cuándo usarlo

- Se puede tomar pau d'arco diariamente, por períodos de tres semanas como máximo. Descansa unos meses y retoma el tratamiento si es necesario.

Consejos y datos

- Existe también como tintura (mejor si está hecha de la corteza interior del árbol), recomendada para algunas lesiones en la piel por hongos o cándida.
- Aunque el pau d'arco existe también en hierba seca para preparar té, los expertos no la recomiendan, ya que los productos químicos que aportan sus efectos medicinales no se disuelven bien en agua.

✔ Tratar la candidiasis (vaginal u oral)
✔ Tratar enfermedades parasitarias (como esquistosomiasis)
✔ Tratar infecciones bacterianas (como brucelosis)
✔ Tratar aftas bucales y herpes simplex

Por qué sí funciona

■ Contiene compuestos llamados quinoides, benzenoides, flavonoides, beta-lapachona, y en especial lapachol, que han demostrado actividad biológica contra organismos nocivos. El lapachol es un compuesto conocido por el Departamento de Agricultura de Estados Unidos como tóxico y resistente para casi todo tipo de organismos nocivos.

■ Los compuestos beta-lapachona y lapachol ayudan a combatir y balancear los niveles de *Candida albicans* en el cuerpo (hongo que se reproduce en la piel y en la mucosa de los tractos digestivo, genitourinario y respiratorio de la mayoría de las personas), causante de aftas bucales, herpes y vaginitis, entre otros.

■ Investigadores de la Facultad de Medicina de la Universidad de Ibadan, en Nigeria, también han estudiado las propiedades de este árbol señalando que efectivamente sus extractos muestran actividad antimicrobiana.

■ Múltiples estudios han demostrado que acelera la curación de heridas en la piel y protege de infecciones causadas por estafilococos. Investigadores en España y Brasil han corroborado que puede ayudar a combatir naturalmente hongos y levaduras.

■ También se le atribuyen propiedades antiinflamatorias, antibacterianas, antioxidantes, antivirales e inmunomoduladoras, entre otras.

■ El Centro de Investigación del Departamento de Agricultura de Estados Unidos demostró que también presenta cierta actividad antioxidante.

■ En un estudio realizado en Alemania y publicado en 2014 en *The Journal of Toxicological Sciences,* se descubrió que aumentó los genes en el intestino encargados de regular las proteínas antioxidantes que protegen al organismo del daño oxidativo provocado por lesiones e inflamación.

Perejil *(parsley)*

Petroselinum crispum

De acuerdo a la *Ilíada*, la isla mágica de la ninfa Calipso estaba cubierta por una alfombra verde de perejil. De hecho, ella usó su poder afrodisíaco para seducir y retener a Ulises durante años. Y es que en la cultura griega esta hierba era símbolo de placer, alegría y resurrección. También acostumbraban a colgar sus ramitas en las tumbas como una manera de honrar a sus muertos.

El perejil es originario de la isla de Cerdeña, desde donde se extendió a todo el Mediterráneo. Los romanos, por ejemplo, se lo daban a sus gladiadores para infundirles fuerza, valentía y astucia en los combates.

Distintos pioneros de la medicina, como Dioscórides y Plinio, dejaron escritos acerca de sus usos medicinales. En la Edad Media unos le otorgaban poderes mágicos; otros, como san Francisco de Asís, se curaban las náuseas comiendo pan y perejil.

Batido de perejil

1   taza de perejil fresco
1   manzana verde
    Jugo de un limón
½   pepino
8   onzas de agua fría

Licúa todo y disfrútalo.

➜ **Más remedios en la página 247**

Cuándo usarlo

- Usa el perejil como té, batido o en compresas, diariamente, mientras sientas molestias.
  En especial, cuando necesites eliminar líquido o desinflamarte.

Consejos y datos

- Incorpora el perejil a tu dieta regular en ensaladas, guisos, sopas, etcétera.
- Para aprovechar sus propiedades es mejor consumirlo crudo.
- Existen distintos tipos de perejil, pero con las mismas propiedades.
- Puedes tener tu propio cultivo. Es una planta fácil de mantener.

✔ Eliminar líquido
✔ Fortalecer el sistema inmunológico
✔ Mejorar el aliento

✔ Tratar la inflamación
✔ Prevenir el deterioro oxidativo de las células

Por qué sí funciona

■ *The Journal Of Traditional Chinese Medicine* realizó en 2013 una revisión completa de estudios e investigaciones que avalan las distintas propiedades del perejil, destacando las diuréticas y antiinflamatorias, especialmente las orientadas a bajar la hinchazón de las extremidades.

■ Sus beneficios para la salud se deben a sus componentes, en especial sus aceites volátiles, entre ellos myristicin, limonene, eugenol y alfa-thujene. Se ha estudiado que estos ayudan a neutralizar algunos tipos de carcinógenos. En estudios con animales se ha demostrado que inhibe la formación de tumores en los pulmones y activa ciertas enzimas que protegen al cuerpo del daño oxidativo.

■ Un estudio realizado por la Universidad de Missouri en 2012 demostró que el apigenen, un compuesto que contienen el apio y el perejil, inhibe drásticamente las células de cáncer de mama. Los científicos descubrieron que redujo un cierto tumor de mama estimulado por la progestina, una hormona sintética tomada por las mujeres que presentan síntomas de menopausia. De hecho, en 2013 la Asociación Americana de Cáncer realizó una investigación al respecto y comprobó estos resultados.

■ Facilita la eliminación de gases acumulados en el tubo digestivo disminuyendo la inflamación gastrointestinal.

■ Sus propiedades diuréticas ayudan a combatir infecciones urinarias o cistitis; además de prevenir cálculos renales y otros problemas del riñón.

■ Su alto contenido de vitaminas (como la C) y minerales (como el hierro) ayudan a combatir la oxidación del cuerpo y de las grasas, reduciendo las posibilidades de desarrollar enfermedades cardiovasculares y degenerativas.

Psyllium (cáscara) *(sand plantain)*

Plantago psyllium, plantago ispaghula, psilio, ispágula, jopicos, llantén de perro, pomos, psileo, zaracatona

Es oriunda del occidente mediterráneo, de la península Ibérica, así como del sur asiático y del norte africano. Herbolarios españoles mencionan que es una planta muy común en las riberas de los ríos, en arenales cercanos al mar, laderas y colinas. El psyllium o psilio es la cáscara de la semilla del plantago, la cual ha sido utilizada en la medicina tradicional para tratar problemas intestinales, controlar el peso, regular la salud intestinal y, fundamentalmente, tratar el estreñimiento. Esto se ha llevado a cabo con tal éxito que hoy es la base de conocidas marcas de fibras solubles del mercado para ayudar en ese proceso.

Mientras que Pakistán e India actualmente son los mayores proveedores de psyllium, Estados Unidos es el mayor importador. Esto se debe a la gran cantidad de problemas digestivos de nuestra población debido a la falta de fibra en la dieta y de actividad física.

Batido con psyllium

2   cucharadas de psyllium en polvo sin azúcar
12 onzas de agua
1   manzana
1   cucharada de uvas pasas

Mezcla todos los ingredientes en una licuadora y bébelo de inmediato.

➜ Más remedios en la página 248

Cuándo usarla

- Diariamente, 30 minutos antes de comer.
- Al menos por cuatro semanas seguidas para notar los resultados.

Consejos y datos

- Parece ser más eficaz cuando se toma con los alimentos a la hora de comer.
- También ayuda a saciar el hambre más rápidamente.
- Se recomienda incorporar diario entre 10 y 15 gramos de psyllium.
- Puedes consumirlo también como suplemento en cápsula.
- Debes beber bastante agua pura para ayudar en el proceso de asimilación de la fibra y evitar deshidratación.

✔ Combatir el estreñimiento
✔ Reducir el colesterol
✔ Bajar de peso
✔ Limpiar el sistema gastrointestinal

Por qué sí funciona

■ En 1998, la Food and Drug Administration (FDA) autorizó el uso de cáscara de psyllium en alimentos y suplementos.

■ Natural Medicines Comprehensive Database lo clasifica como eficaz para combatir el estreñimiento y mejorar la consistencia de las heces.

■ Hay pruebas que indican que puede aliviar el Síndrome del Intestino Irritable (SII), que incluye estreñimiento, dolor abdominal y diarrea. Además, ayuda a mejorar la contracción intestinal, produciendo movimientos intestinales más fáciles con deposiciones más suaves. Por esto también se recomienda para embarazadas, pacientes con fisuras anales, hemorroides y de cirugía rectal.

■ Según un estudio publicado en 2007 en la *Clinical and Experimental Hypertension*, la toma de suplementos con psyllium durante seis meses ayuda a disminuir el índice de masa corporal. Esto ocurre por la mayor eliminación de heces fecales y porque elimina la ansiedad, ayudando a comer menos y escogiendo mejor la calidad de los alimentos, sin sobreestimular el sistema nervioso.

■ La clave de estas propiedades es su alto contenido de mucílago o fibra esponjosa gelatificante. Cuando llega al intestino y absorbe el agua, aumenta más de cuatro veces su volumen, ayudando a saciar el hambre más rápidamente y estimulando la eliminación fecal.

■ Natural Medicines Comprehensive Database lo clasifica como probablemente eficaz para bajar entre 3% y 14% el colesterol total, y disminuir las lipoproteínas de baja densidad (LDL o colesterol "malo") en 5% después de siete semanas o más de tratamiento en las personas con colesterol alto.

Regaliz *(licorice)*

Glycyrrhiza glabra, orozús, alcazuz, palo dulce

Los orígenes de esta raíz dulce se encuentran en Europa, Asia y algunos países del norte de África. Los chinos la usan desde hace siglos como condimento, endulzante y para tratar desde resfriados y tos hasta problemas gastrointestinales, e incluso algunos del sistema reproductivo femenino. En la medicina china está calificada como una droga natural o "guía", lo cual implica que al combinarla con otras, potencia sus beneficios, ya que ejerce una acción cuyo efecto es la mejoría del organismo.

En Europa sus beneficios también se han documentado desde Grecia y Roma. En la Edad Media, por ejemplo, se le utilizó como edulcorante para caramelos y para usos farmacéuticos. La mayoría de usos que se le ha dado a esta planta, desde las antiguas civilizaciones de China y Grecia, hoy en día la ciencia los ha comenzado a certificar.

Infusión de regaliz

¼ de taza de regaliz (o una cucharada de esencia)
⅓ de taza de hojas de eucalipto (o dos cucharadas de esencia)
3 varitas de canela
2 tazas de agua

Pon a hervir todos los ingredientes por un par de minutos. (Si el regaliz y eucalipto son esencia, no los hiervas. Agrégalos cuando esté reposando.) Deja reposar por 10 minutos. Cuélala y bébela.

➜ Más remedios en la página 248

Cuándo usarlo

- Una taza hasta tres veces al día, especialmente después de comer si tienes molestias estomacales o gastritis.
- Si tienes síntomas de gripe o agotamiento por estrés.
- Durante el período menstrual o previo a este.

Consejos y datos

- Puedes comprar caramelos de regaliz (de color negro) para cargarlos en la cartera.
- También hay sirope natural de regaliz para endulzar postres o bebidas.
- No lo uses si tomas medicamentos para el corazón, así como para aumentar la presión o de tipo corticoides.

✔ Fortalecer el sistema inmunológico
✔ Tratar el dolor muscular
✔ Tratar el dolor de estómago
✔ Tratar el dolor de garganta

✔ Tratar resfríos y gripes
✔ Eliminar la flema
✔ Regular el cortisol
✔ Contrarrestar el estrés
✔ Combatir virus

Por qué sí funciona

■ Un estudio realizado en 2013 por la Universidad de Tianjin de Medicina Tradicional de China confirmó lo que la medicina local aseguraba de esta hierba: que al usarse en conjunto con otras, potencia los beneficios del resto.

■ De acuerdo a un estudio publicado en la revista *Food Chemistry*, su consumo colabora como antioxidante, ayudando a eliminar radicales libres y mostrando propiedades que apoyan el sistema inmunológico debido a su contenido de triterpenoides.

■ Un estudio realizado por el departamento Research and Development, de Traditional Medicinals Inc., en Sebastopol, California, reconoció su aporte como un tratamiento temporal eficaz para el dolor de garganta por sus propiedades antiinflamatorias, para la tos intensa y como expectorante, ya que ayuda a aflojar y expulsar las mucosidades.

■ Una investigación realizada en Japón en 2013 confirmó su capacidad antiespasmódica al ayudar a calmar calambres abdominales y musculares.

■ De acuerdo a un estudio realizado en el Reino Unido y publicado por la revista *Molecular and Cellular Endocrinology*, es una de las principales hierbas adaptogénicas para ayudar al cuerpo a regular y reducir de manera más eficiente el cortisol, una de las principales hormonas relacionadas con el estrés.

■ Una investigación realizada en Irán y publicada por la revista *Pharmaceutical Research* demostró que sus hojas también tienen un efecto antimicrobiano, atacando a estafilococos y a la Candida albicans.

■ Aunque existen dos variedades de regaliz, de acuerdo a la *Journal of Advanced Research,* los beneficios de ambas son los mismos.

Rhodiola *(roseroot stonecrop)*

Rhodiola rosea, raíz de oro, raíz rosada, raíz de rosa, golden root, arctic root, hong jing tian

Los siberianos tienen una máxima: "Bebe té de rhodiola y vivirás más de 100 años". Entre los habitantes del Cáucaso, esta planta es clave para su supervivencia desde hace más de tres mil años. Durante siglos, su cultivo y preparación era uno de los secretos mejor guardados entre algunas familias, que se encargaban personalmente de su transporte por los complicados senderos montañosos de Altai. Y hasta hoy es considerada un regalo de bodas muy valorado, pues se supone que a los novios les garantiza la fertilidad e hijos saludables.

Los mongoles usaron la rhodiola contra la tuberculosis. Los vikingos la usaron para mejorar su fuerza física y resistencia. En los países escandinavos, que padecen un clima inhóspito, la rhodiola es de vital importancia para preservar la salud de sus habitantes, y ha sido utilizada y estudiada durante siglos.

Té de rhodiola

2   cucharadas de rhodiola
3   tazas de agua
1   taza de jugo de manzana

Pon a hervir la rhodiola por 10 minutos. Déjala reposar un par de horas en un recipiente de vidrio (mejor si se deja durante toda la noche). Cuélala y agrégale el jugo de manzana. Bebe una taza, fría o caliente. Guarda el resto en la nevera y bébelo durante el día.

➜ Más remedios en la página 248

Cuándo usarlo

- Como suplemento (en té o cápsulas) al comenzar una dieta, o cuando realices un gran esfuerzo físico o mental.
- Frente a un cuadro depresivo.
- Idealmente, es bueno tomarla unos 15 minutos antes de una comida, dos veces al día.
- Como jarabe, antes de ir a dormir.

Consejos y datos

- Como extracto, se recomienda una dosis de entre 250 y 600 mg diarios.
- No la tomes si tienes alergia a las sustancias activas rosavin y salidrosida.

✔ Bajar de peso (quemador de grasa)
✔ Proporcionar energía y aumentar el
  rendimiento físico
✔ Fomentar la concentración
✔ Tratar la depresión

Por qué sí funciona

■ Desde 1960 en países como Suecia, Dinamarca o Noruega se
  han publicado más de 180 estudios farmacológicos, fitoquímicos
  y clínicos respecto a los beneficios de la rhodiola como un
  adaptógeno.

■ Los compuestos químicos rosavin y salidrosida que contiene
  estimulan la hormona lipasa, que ayuda a descomponer la grasa del
  cuerpo, especialmente la de la zona abdominal, generando mayor
  energía.

■ De acuerdo a un estudio realizado en el Hospital Estatal de Georgia,
  los pacientes sometidos a una dieta baja en calorías que tomaron
  diariamente su extracto lograron reducir un 11% de grasa corporal,
  equivalente a unas 19 libras menos de peso, en promedio.

■ Otro estudio publicado en la International *Journal of Sports Nutrition
  and Exercise Metabolism* mostró que mejora la resistencia física y
  mental, y ayuda a recuperar más rápidamente la musculatura, debido
  a que eleva la cantidad de glóbulos rojos en la sangre, encargados
  de transportar el oxígeno a través del cuerpo.

■ También se ha comprobado que puede ayudar a combatir la fatiga
  crónica, la de tipo suprarrenal y la que resulta de haber dormido
  poco.

■ Se ha estudiado, además, su papel en la actividad cerebral y
  el sistema nervioso, por ejemplo, al aumentar la memoria y la
  concentración y al mejorar el estado anímico. Esto se debe a que
  estimula la sensibilidad de las neuronas a ciertos neurotransmisores
  como la serotonina y dopamina.

■ Tres estudios que demuestran su efectividad para contrarrestar la
  depresión la consideraron una alternativa frente al uso de fármacos.

Sacha inchi *(sacha inchi nuts)*

Plukenetia volubilis L., sacha maní, maní del Inca,
maní jíbaro, cacahuate silvestre, amui, Inca peanut

Este fruto similar al anís estrellado, oriundo de la cuenca del Amazonas en Perú, cada vez es más apreciado internacionalmente. En lengua quechua se le conoce como *sacha inchic*, que quiere decir "maní del monte" o "silvestre". Las tribus amazónicas lo llaman *amui*. Lo cierto es que muchos pueblos indígenas lo consideran un superalimento que los ha ayudado a mantenerse sanos y fuertes.

De acuerdo a dibujos encontrados en tumbas incaicas, algunos historiadores creen que el sacha inchi habría sido utilizado por ese pueblo desde hace más de tres mil años. Asimismo, entre los indígenas chancas de las regiones andinas y otros grupos tribales de la zona, las hojas, las semillas tostadas y el aceite del sacha inchi eran parte fundamental de su alimentación.

Supermerienda de sacha inchi

½   taza de sacha inchi tostado,
    sin sal ni azúcar
⅓   de taza de semillas de cáñamo
    (*hemp seeds*)
2   cucharadas de virutas de cacao
    (*cacao nibs*)
2   cucharadas de arándanos
    deshidratados

Mezcla bien y disfrútalo.

➜ Más remedios en la página 248

Cuándo usarlo
- Como aceite o merienda: una o dos veces al día.

Consejos y datos
- Como aceite, es mejor utilizarlo crudo.
- Como merienda, puedes comerlo solo, o agregarlo a jugos y batidos.
- Si tienes problemas de colesterol, triglicéridos o exceso de peso, trae siempre una porción contigo para calmar la ansiedad y evitar opciones poco saludables.
- Al aumentar los niveles de serotonina en el cuerpo, puede interactuar como suplemento o fármaco antidepresivo.

✔ Disminuir el colesterol
✔ Disminuir los triglicéridos
✔ Bajar de peso

Por qué sí funciona

■ A partir de 1980, se comenzaron a realizar estudios sobre el contenido graso y proteico del sacha inchi. Por ejemplo, la Universidad Cornell, en Nueva York, realizó una investigación que demostró que sus semillas poseen un 33% de proteína y entre 49% y 54% de ácidos grasos esenciales, como omega 3, omega 6 y omega 9. También contiene vitaminas A y E y un alto índice de yodo, entre otros.

■ Su aceite está considerado entre los mejores del mundo para su consumo, como tratamiento medicinal y en cosmética. De su semilla se extrae aceite extravirgen con más de 83% de ácidos grasos poliinsaturados.

■ La *Revista Peruana de Medicina Experimental y Salud Pública* presentó en 2011 los resultados de una investigación realizada con personas con colesterol alto, sometidas a dosis variables de aceite de sacha inchi durante cuatro meses. Estas mostraron efectos beneficiosos sobre sus niveles debido a la acción de sus aceites alfa-linolénico omega 3 y linoléico omega 6.

■ De acuerdo a un estudio publicado en la *Journal of Agricultural and Food Chemistry* en 2002, sus propiedades para ayudar a bajar de peso se deben a que este producto es alto en triptófano, un aminoácido esencial para la producción de serotonina, una hormona que, entre otras cosas, ayuda a regular la sensación de hambre. Por lo tanto, al aumentar su producción, se mantiene el apetito bajo control, reduciendo la ingesta de alimentos.

Sales de Epsom *(Epsom salt)*
Sulfato de magnesio

Epsom es el nombre de un pueblo ubicado en Surrey, Inglaterra. Allí se encontraron estas sales en el siglo XVII, en las aguas termales de un manantial. Hasta entonces solo los habitantes de esa pequeña comunidad rural las disfrutaban. Pero al descubrirse que las aguas eran ricas en sulfato de magnesio, con "poderes" para purgar el cuerpo y quitar dolores, el pueblo pasó a ser uno de los primeros balnearios de Inglaterra.

En 1695, el químico Nehemiah Grew las nombró oficialmente y tuvo la visión de adquirir una patente exclusiva para manufacturarlas y empaquetarlas. A partir de entonces las sales de Epsom se convirtieron en uno de los imprescindibles en la mayoría de los hogares del mundo, por su bajo costo y la fama que han ido ganando con el tiempo.

Bebida de sales de Epsom como laxante o purgante

1   cucharada de sales de Epsom
8   onzas de agua pura
1   cucharada de jugo de limón

Mezcla bien los ingredientes hasta que la sal se disuelva por completo. Bébela de inmediato (deja al menos dos horas antes y después de comer, y de tomar medicinas).

➔ Más remedios en la página 249

Cuándo usarlas
- Para constipación: una o dos veces al día por una semana o menos. Mejor si es por la noche, ya que funcionan a los 30 minutos de beberlas.
- Para loción y mascarilla: una vez al día, por una semana como máximo.
- Para baños y compresas: de una a tres veces al día mientras sientas molestias.

Consejos y datos
- Mantente hidratado.
- Para baños, compresas y loción.
- No las uses si padeces de diabetes o tienes problemas con el magnesio.

✔ Tratar el estreñimiento

✔ Tratar el acné y otros problemas de la piel

✔ Tratar la inflamación de piernas y pies

✔ Aliviar dolores musculares, tensionales y de articulaciones

✔ Tratar contusiones y esguinces menores

Por qué sí funciona

■ De acuerdo a la Clínica Mayo, el sulfato de magnesio contenido en las sales de Epsom alivia a corto plazo el estreñimiento. También en baños y compresas alivia esguinces leves, contusiones, rigidez y cansancio de los pies. El magnesio reduce la inflamación de músculos, nervios y articulaciones. El sulfato, por otro lado, mejora la absorción de nutrientes y elimina toxinas, hongos y bacterias.

■ De acuerdo al sitio *Daily University Health News*, es uno de los productos mejor documentados como tratamiento para estreñimiento, ya que el sulfato de magnesio es un potente laxante que ayuda en el tránsito de los residuos a través del intestino delgado, así como también con el movimiento del agua en el tracto intestinal, facilitando el flujo de los alimentos a través del sistema digestivo.

■ Ese mismo sitio menciona que existe evidencia inicial que sugiere que el sulfato de magnesio puede ser absorbido a través de la piel en baños o compresas. Por ejemplo, un estudio realizado por la Universidad de Birmingham mostró que tanto los niveles de magnesio como los de sulfato aumentan en la mayoría de las personas tratadas después de la inmersión en baños de sales de Epsom.

■ Gracias a su compuesto de azufre, que tiene propiedades antibacterianas y antiinflamatorias, las sales ayudan a desinfectar la piel y a reducir el enrojecimiento y la irritación a causa del acné. El azufre también ayuda a tratar la artritis reumatoide y las alergias.

Salvia *(sage)*

Salvia officinalis, celima, salima, madreselva, garden sage, common sage

Esta hierba mediterránea, "prima" del romero, crece silvestre y tiene unas 900 variedades. En latín significa "salvar" o "curar", y es precisamente lo que ha hecho desde la antigüedad. Ha servido de diversas maneras, desde alejar el mal hasta curar mordeduras de serpiente, así como aumentar la fertilidad o mejorar un guisado.

Médicos como el griego Galeno de Pérgamo y el romano Gayo Plinio la usaban como diurético, para estimular la menstruación, como astringente y anestésico, entre otros. Carlomagno recomendó por decreto que se cultivara en los jardines. En tanto, el poeta y botánico alemán Walafredo Strabo la inmortalizó en poemas. En la Edad Media se le llamó "salvadora" y era uno de los ingredientes más buscados para preparar una poción que los ayudó a combatir las plagas y pestes más terribles de la época.

Infusión de salvia

1   cucharadita de hierba seca o fresca de salvia
1   taza de agua caliente

Deja reposar la hierba en el agua por unos minutos. Cuélala. Endulza si deseas y bébela. También puedes usar este té como enjuague bucal y para gárgaras.

➜ **Más remedios en la página 249**

Cuándo usarla
- A diario cuando hay problemas, hasta dos tazas por día.

Consejos y datos
- También puedes usar aceite de salvia para quemar o incienso; es muy recomendado como aromaterapia, especialmente para mujeres cerca de la menopausia.
- Debe ser utilizada con moderación debido a sus efectos sedantes.

✔ Combatir la inflamación
✔ Tratar infecciones de la piel
✔ Tratar problemas de la menopausia y posmenopausia
✔ Tratar el síndrome premenstrual

Por qué sí funciona

■ De acuerdo a un estudio completo y revisión científica realizada por Pars Bioscience, en Estados Unidos, y publicada por la *Journal of Traditional and Complementary Medicine* en 2014, la salvia ha sido utilizada tradicionalmente para el alivio del dolor, contra el estrés oxidativo en el cuerpo, la inflamación, la infección bacteriana y viral, etcétera.

■ Se cree que proporciona un efecto terapéutico a través de la ketona beta-thuyona y el ácido rosmarínico, que también se encuentran en el romero.

■ En un estudio publicado en la *Journal of Phytotherapy Research* en 2014 se descubrió que la inhalación de aceite de salvia tenía la capacidad de reducir los niveles de cortisol y mejorar los de la hormona tiroidea en mujeres posmenopáusicas que rondaban los 50 años de edad. Se comprobó además que tiene un efecto antidepresivo, mejorando considerablemente el estado de ánimo.

■ Precisamente por su efecto en el sistema nervioso, se recomienda para personas bajo cuadros de nerviosismo, ya que relaja y aminora los síntomas, especialmente la ansiedad. También ayuda a conciliar el sueño.

■ El aceite esencial de salvia tiene propiedades carminativas, antiespasmódicas, antisépticas y astringentes gracias a sus compuestos químicos como flavonoides, terpenoides y aceites esenciales. Y es especialmente eficaz como antiinflamatorio.

■ Varios estudios, entre estos uno realizado en Australia en 2008, han señalado que puede ayudar a reforzar la memoria y la atención, por lo cual está siendo arduamente investigada para tratar enfermedades como el Alzheimer y otras relacionadas a la capacidad cognitiva.

Semillas de calabaza *(pumpkin seeds)*

Cucurbita pepo, semillas de zapallo, semillas de auyama

La calabaza parece haber existido desde hace unos nueve mil años en el Caribe, mientras que en América del Norte y Suramérica los pueblos precolombinos náhuatl y quechua ya la utilizaban antes de que los españoles trajeran su propia versión europea.

La calabaza ha sido usada de mil maneras, desde cantimplora hasta un tipo de pan. Pero los indígenas americanos realmente la cultivaban por las valiosas propiedades medicinales de sus semillas y cáscara. Utilizaban estas para expulsar lombrices intestinales y para combatir la retención de líquido, entre muchas otras cosas. En la medicina tradicional china, en cambio, las usaban para eliminar mucosidades del sistema respiratorio.

En la actualidad, en países como Hungría, Austria y Alemania, de las semillas se produce un nutritivo y muy codiciado aceite prensado en frío. Es tan apetecido y costoso que su uso en la cocina se limita a su variante *gourmet*.

Batido de calabaza

1   taza de leche vegetal
1   taza de té de caléndula
1   taza de calabaza cruda cortada
     en trozos
2 o 3 cucharadas de semillas de calabaza
     frescas
     Miel o stevia al gusto

Procesa primero las semillas y la leche hasta que queden bien molidas. Agrega luego la pulpa, el té y la miel, y vuelve a procesar hasta que quede cremoso. Disfrútalo de inmediato.

➜ Más remedios en la página 250

Cuándo usarlas
- Agrégalas a tu dieta regular, especialmente cuando hay molestias al orinar, en los hombres, o síntomas de menopausia en las mujeres.
- Cuando hay dolor e inflamación de las articulaciones.

Consejos y datos
- Si tienes problemas para dormir, puedes comer 200 g de semillas de calabaza con una manzana o un batido de manzana que también contenga semillas de calabaza, media hora antes de ir a la cama.
- La mejor manera de comerlas es crudas y frescas.

✔ Tratar problemas de la próstata
✔ Tratar el insomnio y procurar la relajación

✔ Tratar problemas de la menopausia
✔ Tratar la inflamación de las articulaciones

Por qué sí funciona

■ De acuerdo al sitio *The World Healthiest Foods*, estudios con diferentes nutrientes extraídos de las semillas de calabaza han mostrado efectos beneficiosos para el control de la hiperplasia prostática benigna (BPH, por sus siglas en inglés).

■ Son ricas en zinc, el cual ayuda a disminuir la inflamación de la próstata y su crecimiento anormal, además de combatir la disfunción eréctil.

■ Estudios como uno realizado en Jamaica demuestran que también pueden aplacar los síntomas de la menopausia en las mujeres, debido a un fitoestrógeno natural. También ayudan a aumentar el colesterol "bueno" (HDL), a disminuir la presión arterial y a combatir el dolor articular, entre otros.

■ ¼ de taza de semillas de calabaza contiene prácticamente la mitad del magnesio que se necesita a diario para cumplir con el bombeo de sangre al corazón, la relajación de los vasos sanguíneos y el control de la presión arterial, entre otros beneficios.

■ De acuerdo a varios estudios, se requiere un gramo diario de triptófano para lograr dormir bien, lo cual se puede obtener consumiendo 1 onza o 200 g de semillas. Además, el zinc y el magnesio que contienen también ayuda a lograr un sueño reparador, apoyando la producción de triptófano en melatonina.

■ Un estudio realizado en animales demostró que el aceite de semilla de calabaza puede tener efectos antiinflamatorios similares al medicamento indometacina, utilizado para tratar la artritis, con la ventaja de que no tiene los efectos secundarios del fármaco.

Semillas negras *(black cumin)*

Nigella sativa, semilla de cebolla negra, comino negro, falso comino, abésoda, flor de hinojo, kalonji, sésamo negro, cilantro romano, black seed

Tutankamón, el faraón egipcio, fue enterrado con restos de aceite de semilla negra entre sus ofrendas. La medicina árabe unani las conoce como *habbatul barakah*, que significa "semillas benditas", y la islámica tibb-e-nabwi las consigna como una de las mejores opciones que Dios le indicó al profeta Mahoma para curar a los enfermos y ayudar a mantener bien a los sanos.

En el mundo griego, el médico Pedanius Dioscórides en su libro *De materia médica* las recomendaba para los dolores de cabeza, la congestión nasal, el dolor de estómago y los parásitos intestinales. Para Hipócrates, eran un tratamiento eficaz para problemas digestivos y hepáticos, mientras que el científico persa Ibn Siná, o Avicena, en su libro *Canon de la medicina* aseguraba que las semillas negras estimulan la energía del cuerpo y ayudan a recuperarse de la fatiga y el desaliento.

Tónico para la tos y el sistema inmune

½   taza de aceite de semillas negras
3   cucharadas de miel
3   dientes de ajo triturados

Mezcla todos los ingredientes en un recipiente de vidrio o en un procesador pequeño. Toma una cucharada de la mezcla cada seis horas para disminuir la tos. Si lo usas solo como prevención, una o dos cucharadas al día bastan.

➜ Más remedios en la página 251

Cuándo usarlo
- Diariamente como tratamiento complementario para problemas de azúcar, presión arterial, exceso de peso o asma.
- Agrégalas a tu dieta regular como apoyo del sistema inmunológico.

Consejos y datos
- Puedes usar aceite de semillas negras para el aliño de tus ensaladas.
- Utiliza entre tres y cinco gramos de semillas negras al día, o el equivalente a un par de cucharadas de aceite.
- En exceso pueden resultar tóxicas para algunas personas con alergias.

✔ Tratar problemas respiratorios
✔ Combatir la obesidad
✔ Fortalecer el sistema inmunológico

✔ Combatir la diabetes
✔ Bajar la presión arterial
✔ Apoyar tratamientos de cáncer

Por qué sí funciona

- Se han realizado más de 650 investigaciones científicas para verificar sus propiedades relacionadas con los sistemas inmunológico, respiratorio, cardiovascular, tracto digestivo, función renal y hepática, así como para el bienestar general.
- Existen más de 40 enfermedades y síntomas con los cuales resulta eficaz su uso y 20 acciones farmacológicas apoyadas científicamente.
- La mayor parte de sus beneficios y efectos se deben a que poseen una compleja estructura química con más de 100 componentes diferentes, entre ellos ácidos grasos esenciales; y en especial a la presencia de timoquinona (TQ), timohidroquinona (THQ) y timol, que son componentes químicos activos de su aceite esencial.
- La timoquinona puede ayudar a combatir la diabetes y el asma y a prevenir el cáncer. Se ha comprobado que es más eficaz para aliviar el asma que muchos fármacos y aerosoles.
- El timol posee una serie de cualidades medicinales como la capacidad para matar virus, como el de la tuberculosis.
- De acuerdo a un estudio realizado en India en 2007, de 144 cepas probadas de superbacterias resistentes a una serie de antibióticos, el aceite de semilla negra combatió eficazmente 97.
- De acuerdo a un estudio publicado en la *Journal of Endocrinology and Metabolism*, mejoran la sensibilidad a la insulina y el nivel de azúcar tan eficazmente como la metformina.
- Según un estudio publicado en el *Diario de Diabetes y Trastornos Metabólicos* en 2013, las semillas son también uno de los remedios naturales para tratar la tensión arterial y la obesidad.

Sen *(Alexandrian senna)*

Cassia acutifolia Delile, casia, cassia, cassia de siam, nubia, hojas de sen, sen de Alejandría, sen de la India

El sen es una planta descubierta a mediados del 1700, de la que existen unas 250 especies, algunas como árboles, otras como arbustos, enredaderas o plantas. Sus hojas y frutos tienen efectos laxantes, pero estos últimos son mucho más suaves que los primeros.

El sen de la India y el de Alejandría son tipos diferentes de la misma planta, según algunos expertos, mientras que para otros son especies distintas. El sen es nativo del norte de África, especialmente de las zonas aledañas al río Nilo y al desierto de Nubia, donde se le ha utilizado desde hace siglos, especialmente para tratar el estreñimiento. También es originario de Oriente Medio y de zonas de Asia.

Casi todas las partes del sen, como hojas, raíces y vainas, han tenido algún uso medicinal desde hace miles de años en la medicina china y en la ayurveda.

Infusión de sen

½   cucharadita de hojas de sen
2   tazas de agua
2   hojas de menta
1   ramita de hinojo
1   trocito de jengibre
1   trocito de piel de naranja
½   cucharadita de manzanilla
      Stevia

Pon a remojar los ingredientes en un recipiente con agua a temperatura fría o ambiental, durante 10 a 12 horas. Cuélala. Calienta el equivalente a una taza, endúlzala y bébela por la noche.

➜ Más remedios en la página 251

Cuándo usarlo
- Como infusión, suplemento o líquido después de cenar o una hora antes de ir a dormir.
- Cuando hay problemas de estreñimiento severo u otros, como hemorroides.

Consejos y datos
- No lo uses solo ni en mucha cantidad, ya que es bastante amargo y fuerte.
- Combínalo con hierbas que lo suavicen (menta, manzanilla, boldo).
- No lo uses por más de una o dos semanas.
- Como té o infusión, es mejor prepararlo en agua fría para disminuir el amargor y evitar que provoque cólicos.

✔ Combatir el estreñimiento
✔ Tratar problemas de la piel
✔ Tratar las hemorroides

Por qué sí funciona

- De acuerdo al uso tradicional y a distintos estudios citados en revisiones como la hecha por el Lahey Hospital and Medical Center, el sen es altamente eficaz para el tratamiento de hemorroides, laceraciones, acné y otros problemas de la piel debido a que ayuda a desinflamar y a cerrar las heridas.
- Es un laxante natural que funciona en las terminaciones nerviosas que controlan los movimientos de los músculos intestinales. Esto produce peristaltismo, es decir, contracciones del tubo digestivo para expulsar materia fecal.
- El sen también produce más mucosidad en las paredes del intestino y permite acumular más líquido para ayudar en el proceso de evacuación de las heces.
- Las responsables de generar este proceso que facilita la evacuación son unas sustancias llamadas antraquinonas, y el sen es la especie con mayor concentración de estas, especialmente el de Alejandría.
- La Administración de Alimentos y Drogas de Estados Unidos (FDA, por sus siglas en inglés) lo aprobó como un medicamento de venta sin receta para tratar el estreñimiento en adultos.
- Es comúnmente recomendado para usar antes de una colonoscopia y otras cirugías del colon.
- Su fruto parece ser más suave que la hoja. La American Herbal Products Association (AHPA) no recomienda el uso a largo plazo de la hoja. También advierte que no se debe exceder las dosis y no usarlo si hay dolor abdominal o diarrea. El Instituto Nacional de Salud norteamericano también recomienda no usarlo por más de dos semanas, para no dañar las paredes del estómago ni el funcionamiento del colon, causando el síndrome de colon perezoso.

Té verde matcha *(matcha tea)*

Camellia sinensis, nukchakaru o nukcha garu, té verde en polvo

El té verde matcha tiene más de ocho siglos de historia y cierto sentido espiritual. No es una bebida más, sino que su ingestión es considerada un momento de meditación trascendental, pues su preparación brinda una pausa en el diario ajetreo. Al igual que casi todas las variedades de té, los chinos fueron los primeros en probarlo durante la dinastía Song. Luego, en 1191, un monje budista zen lo llevó a Japón, junto con su filosofía, la cual incluía la preparación y degustación del matcha como parte de un ritual. Al principio, este ritual solo se practicaba en los monasterios budistas. Luego, las clases altas de la sociedad japonesa lo adoptaron como una ceremonia exclusiva llamada *chadō* o *chanoyu*, hasta convertirse siglos más tarde en parte de la cultura local, que lo ha mantenido como un momento cotidiano pero especial, que implica "darse tiempo para sí".

Té verde matcha *latte*

1   cucharada de té verde matcha en polvo
½   taza de agua hervida
½   taza de leche de tu elección
      Stevia al gusto

Disuelve el polvo matcha en el agua caliente. Utiliza un batidor manual o ponlo en la licuadora para disolverlo mejor. Agrega la leche y la stevia. Vuelve a batir. Disfrútalo.

➜ **Más remedios en la página 251**

Cuándo usarlo
- Puedes tomarlo a diario, hasta tres veces al día.
- Media hora antes de hacer ejercicio para aumentar el rendimiento y energía.
- No lo uses después de las cinco de la tarde para no afectar tu ciclo de sueño.

Consejos y datos
- Normalmente, la dosis para una taza es una cucharadita, pero si recién empiezas a usarlo, prueba con media cucharadita, ya que su sabor es intenso. Ve aumentando paulatinamente mientras te acostumbras a su sabor.

✔ Procurar la salud cardiovascular
 y cerebrovascular
✔ Controlar los triglicéridos
✔ Disminuir el colesterol

✔ Bajar de peso
✔ Prevenir el cáncer al disminuir
 las posibilidades de desarrollar
 tumores

Por qué sí funciona

■ Un estudio determinó que una porción tiene unas 137 veces más antioxidantes que una taza de té verde regular. De acuerdo a experimentos controlados por el Departamento de Agricultura de Estados Unidos (USDA, por sus siglas en inglés) y la Universidad Tufts, en Massachusetts, contiene una mayor concentración de antioxidantes que todas las frutas y verduras conocidas hasta la fecha (1,384 unidades de medición ORAC o capacidad de absorción de radicales de oxígeno por gramo).

■ Según una revisión hecha por la Universidad de Harvard, de las investigaciones más recientes, entre ellas varias realizadas en China y Japón en más de 40 mil personas, su consumo puede ayudar a prevenir problemas cardíacos, ya que los antioxidantes ayudan a bloquear la oxidación del colesterol LDL, aumentan el colesterol HDL, disminuye los triglicéridos y mejora la presión arterial.

■ De acuerdo con un estudio publicado en la *American Journal of Clinical Nutrition*, su consumo regular incrementa en hasta 43% las calorías que quema el cuerpo, ya que absorbe la grasa acumulada en los lugares más difíciles.

■ Organismos como la Universidad de Medicina China de Pekín, en China, el Centro Nacional de Investigación en Medicina Complementaria y Alternativa de la Universidad de Tromso, en Noruega, y la Universidad RMIT, en Australia, analizaron en 2008 cerca de 50 estudios epidemiológicos, ensayos aleatorios y metanálisis (análisis estadístico de resultados obtenidos en diferentes ensayos clínicos) de los efectos del té verde sobre distintos tipos de cáncer. Algunas pruebas sugieren que tiene efectos beneficiosos especialmente sobre los cánceres gastrointestinales, cáncer de vejiga, mama y colorrectal.

Tilo *(tilia)*

Tilia sylvestris, tilia, flores de lima, linden flower, lime tree, basswood, tilia americana

En la mitología griega, la ninfa Philyra se transformó en un tilo después de pedir a los dioses que no la dejaran entre los mortales. Desde entonces, se dice que este árbol gigantesco y milenario, nativo de Europa, almacena los rayos del sol en sus flores de miel. Por eso, cuando se bebe como té, infunde el sol en el cuerpo.

Hay historias de icónicos ejemplares en Suiza, Noruega, Alemania y Eslovenia, entre otros, con más de mil años de antigüedad. Se dice, por ejemplo, que un ejemplar ubicado en el patio del castillo de Nuremberg, Alemania, a comienzos de 1900, habría sido plantado por la emperatriz Cunegunda, esposa de Enrique II, alrededor del año 1000.

Los eslovenos tienen un ejemplar en cada pueblo y marcan con él el lugar donde la comunidad se reunió en sus orígenes para celebrar y tomar decisiones de interés común.

Té de tilo

1   cucharada de hierba de tilo seca
1   taza de agua recién hervida

Pon la hierba en una taza y agrega el agua. Deja reposar por unos 15 minutos y luego bébelo, sorbo a sorbo.

Baño de tilo para relajarse y descansar los pies

1   taza de flores de tilo
8   tazas de agua hirviendo

Pon las flores en un recipiente donde puedas poner los pies o en la bañera. Agrégale el agua y déjala reposar unos 15 minutos, hasta que se entibie. Pon los pies adentro o agrega más agua y toma un baño de cuerpo entero.

Cuándo usarlo

- Apenas comience el estado febril o la gripe. A cualquier hora del día. De dos a cuatro tazas de té.
- Cuando necesites relajarte para descansar, toma una taza una hora antes de ir a la cama.

Consejos y datos

- Si tienes fiebre por encima de 102 °F, toma un baño tibio que te ayude a nivelar la temperatura corporal con la del agua.
- Cuando salgas del baño, toma otra taza de té. Es recomendable que la prepares antes de bañarte, así lo puedes tomar apenas termines.

✔ Combatir problemas respiratorios
✔ Tratar el dolor de cabeza y de extremidades (reumatismo)

✔ Reducir la fiebre
✔ Tratar la tos
✔ Expulsar la flema

Por qué sí funciona

■ De acuerdo a publicaciones como la *Natural Healing Guide*, curanderos de distintos países europeos usaban el tilo desde hace siglos para bajar la fiebre de sus pacientes debido a que incentiva al cuerpo a sudar, empujando a que se enfríe más rápido. De hecho, tradicionalmente se le conoce como el "té de la fiebre". Además, posee propiedades diuréticas, que también ayudan a eliminar el exceso de calor y las infecciones que ocasionan la fiebre, a través de la orina.

■ Posee componentes, como el mucílago, que incitan la sudoración y otras propiedades médicas. Estimula el hipotálamo, controlando de mejor manera la temperatura corporal.

■ La Comisión E alemana lo incluye también para tratar el resfriado común y en preparaciones antitusivas, medicamentos urológicos y sedativos.

■ En un proceso de gripe y resfrío colabora también reforzando las defensas del organismo, ayudándolo a recuperarse más rápido. Se ha comprobado que, por ejemplo, ayuda a recobrar el apetito y a mejorar el estado de ánimo.

■ Gracias a sus propiedades relajantes, también es un buen aliado para procesos infecciosos, ya que permite que el tiempo de descanso sea mejor aprovechado con un sueño reparador que refuerza el sistema inmune.

■ Un estudio sobre las membranas bucales demostró que también puede reducir la congestión nasal, aliviar la irritación de la garganta y disminuir la tos.

■ En un estudio de laboratorio con ratones se mostró que posee dos flavonoides principales, kaempferol y quercetina, que tienen una potente actividad antiinflamatoria, especialmente en casos de reumatismo.

Tomillo *(thyme)*

Thymus vulgaris, thymus

Los griegos le dieron el nombre a esta hierba increíblemente aromática. Su nombre significa "fumigar", pues descubrieron que además de sus propiedades culinarias y medicinales, usada como incienso podía limpiar desde la energía de los templos sagrados hasta las múltiples plagas callejeras. Los egipcios la utilizaban, junto a otros ingredientes, para embalsamar a los faraones, mientras que los romanos la agregaron para mejorar sus alimentos, aromatizar sus casas y acabar con la melancolía. En las antiguas Grecia y Roma y en la Europa medieval en general, el tomillo era considerado un símbolo de valor y de admiración. Tener "el olor del tomillo" era todo un cumplido reservado solo a los valientes. De hecho, existía el ritual de que, antes de partir a una batalla, los caballeros recibieran de sus mujeres una bufanda bordada con una abeja y una ramita de tomillo que les dejaba saber cuánto los admiraban.

Jarabe natural de tomillo para la garganta

½ taza de hierba fresca de tomillo
½ taza de miel

Muele la hierba en un mortero para extraer sus aceites y jugos. Cuélalo y mezcla ese líquido con la miel. Toma una cucharadita de jarabe tres veces al día. Guarda el resto en un lugar oscuro, en un frasco de vidrio bien sellado.

➜ Más remedios en la página 252

Cuándo usarlo
- A cualquier hora, durante un cuadro de resfrío, sinusitis, amigdalitis, etcétera. Tres veces al día como máximo.

Consejos y datos
- Para un alivio rápido, simplemente puedes frotar unas hojas de tomillo entre las manos y oler el aceite esencial que desprende, y pasar luego las manos por el área afectada.
- Si puedes, ten una planta de tomillo en casa. Simplemente, deja unas ramitas cerca para que puedas olerlas; te ayudará a disminuir los malestares.

✔ Tratar la sinusitis, la bronquitis, la tosferina, el dolor de garganta, la ronquera (laringitis), las amígdalas hinchadas (amigdalitis)

✔ Aliviar el dolor en la boca
✔ Combatir el mal aliento
✔ Tratar la infección de oídos
✔ Mejorar el estado de ánimo

Por qué sí funciona

- En un estudio realizado en Alemania en 2006 se demostró la efectividad del tomillo para controlar la tos. Los investigadores utilizaron aceite esencial de tomillo, obtenido de sus hojas, para aliviar los síntomas de bronquitis aguda.
- Contiene sustancias químicas como carvacrol, borneol, geraniol y, el más importante, timol, que tienen propiedades antisépticas, antimicrobianas, antibacterianas y fungicidas.
- Su capacidad antiséptica también ayuda a disminuir algunas consecuencias, como la fiebre, de los gérmenes y bacterias.
- Un estudio de laboratorio realizado por la Leeds Metropolitan University, en Inglaterra, y presentado en 2012 en la conferencia anual de la Society for General Microbiology, mostró que la tintura de tomillo tiene resultados impresionantes: aniquila las bacterias del acné, superando a los productos antiacné que incluyen peróxido de benzoilo.
- Un estudio realizado en Croacia en 2007, publicado por *Letters in Applied Microbiology,* establece que su aceite ayuda a combatir bacterias, virus y moho.
- El timol que contiene esta hierba es uno de los componentes esenciales del conocido Vick Vaporub.
- En un estudio realizado en 2013 se demostró que contiene carvacrol, el cual afecta la actividad de las neuronas, aumentando los sentimientos de bienestar y mejorando el estado de ánimo cuando se utiliza en tratamientos de aromaterapia.
- Contiene varios compuestos que apoyan el sistema nervioso central y el cerebro; por ejemplo, naringenina, un flavonoide que favorece la circulación, y niacina, que suministra glucosa al cerebro, ayudando también al riego sanguíneo cerebral.

Triphala

Triphala churna, triphala choornam, phala trika, trifala

En la medicina ayurvédica se dice que el triphala ayuda a equilibrar nuestros *doshas* (*vata*, *pitta*, *kapha*) o "aires vitales", algo que traducido al lenguaje más científico sería nuestro temperamento o composición metabólica.

Su nombre significa "tres frutas" y precisamente es eso. Se trata de la fórmula de hierbas que reúne tres frutas nativas de India: *amalaki*, *bibhitaki* y *haritaki*, que, según la medicina tradicional, tienen un efecto sinérgico que refuerza distintos sistemas del cuerpo.

Según la medicina ayurveda, el sentido del gusto permite obtener información a través de la lengua, que está relacionada con nuestras emociones y con el plasma o *rasa dhatu*. Para un plasma sano, se debe tener en perfecta sintonía la capacidad de degustación, y viceversa. Y para que este ciclo se realice óptimamente, la triphala sería clave, pues remueve y sana todo lo necesario para lograrlo.

Té de triphala

½   cucharadita de triphala en polvo
    o 30 gotas de esencia líquida
1   taza de agua caliente
    Stevia

Mezcla muy bien la triphala en el agua. Agrega stevia si deseas y bébela.

Jugo con triphala

½   cucharadita de triphala en polvo o
30 gotas de esencia líquida
8   onzas de tu jugo favorito

Mezcla y disfruta.

Cuándo usarlo
- Diariamente, de una a tres veces al día.

Consejos y datos
- Es mejor consumir triphala con el estómago vacío y al menos dos horas antes de una comida.
- La triphala tiene efectos laxantes. Prueba durante unos días solo una ración diaria, por la noche.
- También puedes usar suplementos de triphala una o dos veces al día, o como indique el producto.
- No hay interacciones conocidas, pero algunos estudios aconsejan precaución en personas que toman medicamentos anticoagulantes.

✔ Tratar la inflamación de coyunturas y articulaciones (artritis)

✔ Aliviar problemas digestivos

✔ Mejorar la digestión

✔ Disminuir el colesterol

✔ Bajar de peso

✔ Desintoxicar

✔ Disminuir el riesgo de ciertos tipos de cáncer

Por qué sí funciona

- Diversos estudios demuestran que su alto contenido de antioxidantes y polifenoles ayuda a combatir la inflamación y otros síntomas de la artritis. Uno de estos estudios realizado en India en 2015 mostró que, además, mejora la pérdida de densidad de los huesos y cartílagos.

- Publicaciones especializadas como la *International Journal of Pharmacognosy* han reseñado los poderosos antioxidantes como el ácido gálico, ácido elágico y ácido chebulínico de esta fórmula natural, que protege a las células del daño de los radicales libres.

- Algunos estudios publicados en sitios como *Natural Medicines* han demostrado que apoya el sistema gastrointestinal y refuerza los sistemas inmunológico y cardiovascular.

- Dos de sus grandes beneficios son, por un lado, ayudar a desintoxicar el organismo, y por otro, a que este luego absorba mejor los nutrientes de los alimentos.

- Un estudio de 2012 realizado en India sobre sus efectos en la obesidad inducida por la dieta en ratones, mostró reducciones significativas en el peso corporal y en el porcentaje de grasa corporal. Esto ocurre, entre otras cosas, debido a que mejora la digestión, evita el estreñimiento y fomenta la correcta expulsión de desechos del cuerpo.

- De acuerdo a un estudio realizado por la Universidad Estatal de Pensilvania en 2015, detiene el crecimiento de las células cancerosas y estimula la muerte de las células cancerosas del cáncer de colon. Otra investigación realizada en 2011 en Tallahassee, Florida, demostró que puede ayudar contra el cáncer de próstata.

Verbena de limón *(lemon verbena)*

Aloysia citrodora, cedrón, hierba luisa, verbena, cirodora-limón perfumado, verveine citronnelle, lemon beebrush

En 1780, el botánico francés Joseph Dombey fue enviado al Perú para buscar especies que pudieran naturalizarse en el Viejo Mundo. A su regreso, su valiosa carga fue confiscada en Cádiz y muchas plantas murieron tras ser almacenadas en una bodega. La verbena de limón fue la única especie que sobrevivió. Esta planta ha sido llamada de diversas maneras. En España, por ejemplo, la nombraron yerba luisa en honor de María Luisa Teresa de Parma, quien se convirtió en reina. Su aroma la ha hecho famosa y parte de la cultura popular. En la película *Gone With the Wind*, que se basa en la novela de Margaret Mitchell con el mismo título, Scarlett O'Hara declara que la verbena de limón es su "aroma a madre" favorito. Asimismo, fue uno de los aromas florales escogidos por Givenchy para una de sus fragancias para mujer más vendidas, y aun la incluye entre sus ingredientes.

Té de verbena de limón

¼   de taza de hojas de verbena de limón
1   taza de agua caliente
½   cucharadita de jugo de limón (opcional)
     Endulzante (opcional)

Pon las hojas en un recipiente resistente al calor. Agrega el agua caliente. Deja reposar por cinco minutos. Agrega el endulzante y limón, si gustas. Disfrútala.

➔ Más remedios en la página 252

Cuándo usarlo
- A diario, si gustas, como té, en especial después de una comida pesada o una hora antes de ir a dormir.

Consejos y datos
- El té de verbena de limón puedes mezclarlo con otras hierbas como menta, hibisco, etcétera, para variar su sabor, aunque sola es una de las más agradables en aroma y sabor.
- También puedes agregar unas hojas al agua en que cocinas pasta, sopas, arroz, cebada, avena, etcétera.
- Aunque las hojas son ásperas, se pueden comer.

✔ Tratar problemas gastrointestinales (indigestión, gases y cólicos)

✔ Disminuir espasmos musculares

✔ Aliviar calambres menstruales

✔ Combatir la Candida, virus y bacterias

✔ Bajar la fiebre

✔ Tratar la inflamación y el dolor y reducir el tiempo de recuperación de lesiones en articulaciones

✔ Fortalecer el sistema inmunológico

Por qué sí funciona

■ La verbena de limón tiene propiedades antiespasmódicas y antimicrobianas. Una investigación realizada en 2005 por la Universidad Estatal de Campinas, Brasil, mostró que aniquila la *Candida albicans* y puede matar ácaros y bacterias.

■ Contiene productos químicos orgánicos como terpenoides, aceites volátiles, flavonoides, bioflavonoides y ácidos fenólicos. La luteolina (flavonoide), por ejemplo, tiene propiedades antioxidantes, antiinflamatorias, antitumorales y es un poderoso limpiador de radicales libres.

■ Sus propiedades antiespasmódicas ayudan a calmar el dolor de estómago y eliminar calambres y la hinchazón.

■ Un estudio publicado en abril de 2011 por la *European Journal of Applied Physiology* detalla la acción antioxidante que posee contra el daño oxidativo, disminuyendo los signos de daño muscular por ejercicio crónico, por ejemplo.

■ Un estudio realizado entre varias universidades españolas en 2009 y otro publicado en la *Scandinavian Journal of Medicine & Science in Sports* en 2010 muestran que sus propiedades antioxidantes promueven una mejor salud general del cuerpo, con evidencia en un aumento decisivo en los glóbulos blancos, la primera línea de defensa de nuestro sistema inmunológico.

■ Su uso se ha relacionado directamente con la reducción del dolor en las articulaciones y con menor tiempo de recuperación de lesiones articulares y enfermedades inflamatorias.

■ Ayuda a desinflamar internamente las vías respiratorias, ayudando a calmar la tos y la congestión en cuadros gripales, por ejemplo. Además, estimula la sudoración, y por lo tanto ayuda a tratar la fiebre.

Vinagre de sidra de manzana

Apple cider, vinegar

Hipócrates ya mencionaba las cualidades del "vino agrio" fermentado para limpiar y curar heridas en el año 420 a.C. Doscientos años más tarde, el estratega militar Aníbal de Cartago lo utilizaba para disolver las rocas que solían bloquear los caminos por donde debía avanzar con su ejército. En tanto, en el siglo X, Sung Tse, quien es considerado un pionero en medicina forense, en sus libros comentaba que antes de tocar los cuerpos para las autopsias debía lavar sus manos con azufre y vinagre para evitar contaminarlos.

En Estados Unidos, ya a fines del siglo XVIII los médicos mencionaban su uso para numerosos problemas, desde dolor de estómago a afecciones de la piel por la hiedra venenosa. Y antes de que se comenzara a comercializar fármacos para tratar la diabetes, solía recetarse el vinagre para tratarla.

Vinagre de sidra de manzana para regular el azúcar en la sangre

1 cucharada de vinagre de sidra de manzana
½ taza de agua

Diluye el vinagre en el agua y bébela. Tómalo dos veces al día, 30 minutos antes de comer.

➜ Más remedios en la página 253

Cuándo usarlo

- Como bebida, dos veces al día, media hora antes de comer.
- Para la piel, aplícalo como loción astringente o en lavados cada dos o tres días si hay erupciones, infecciones, mal olor, etcétera.

Consejos y datos

- No consumas el vinagre puro, siempre debes diluirlo en agua.
- Como loción astringente, deja pasar uno o dos días entre aplicaciones para evitar que la piel se reseque.
- No lo utilices tópicamente sin diluir, pues puede quemarte la piel o provocar irritación.

✔ Bajar los niveles de azúcar en la sangre
✔ Tratar la inflamación de los pies
✔ Eliminar hongos y bacterias
✔ Tratar el acné

Por qué sí funciona

■ La mayoría de las investigaciones confirman los efectos del vinagre de sidra de manzana para estabilizar el azúcar en la sangre. Esto se debe a que el ácido acético que posee tiene propiedades antiglucémicas. En un estudio realizado por la Universidad Estatal de Arizona, se investigó en pacientes con resistencia a la insulina que bebieron 20 gramos de vinagre de sidra de manzana diluido en agua con cada comida. Todos mostraron que la glucosa posprandial (posterior a las comidas) había bajado un 34%. De acuerdo a los investigadores, el vinagre aumenta la sensibilidad a la insulina de manera similar a la metformina.

■ Investigaciones científicas recientes concuerdan con que posee propiedades antimicrobianas, especialmente relacionadas a la preparación de alimentos, ya que inhibe el crecimiento de bacterias como *E. coli*. Los expertos aseguran que sin diluir se puede utilizar, por ejemplo, para limpiar dentaduras postizas de manera segura, ya que a diferencia de otros productos químicos, no daña la mucosa de la boca.

■ En lugares alejados y con recursos limitados, como en la selva amazónica, médicos locales y parteras utilizan soluciones de vinagre para examinar a mujeres y detectar posibles brotes de papiloma humano. Al contacto con el vinagre, las verrugas se alteran, permitiendo una detección más rápida. Este mismo método para detectar lesiones de cáncer cervical ha sido estudiado por investigadores en China y publicado por la Universidad de York.

■ Está comprobado que desactiva los nematocistos, que son las púas que utilizan las medusas para inyectar el veneno.

Yacón *(yacon syrup)*

Smallanthus sonchifolius, yakun, yakuma, aricoma, arizona, llacjón, jacón, llamón, arboloco, racón, polaco, colla syrup

Aunque se le suele confundir con la jícama, el yacón es un tubérculo distinto, de sabor dulce, originario de las zonas más templadas de la cordillera de los Andes. Su nombre se deriva del quechua *yacu*, que significa "agua", pues es una fruta reconocida por ser jugosa y dulce desde la época de los incas y otros pueblos de la altiplanicie.

Por el año 1653, el padre jesuita y cronista español Bernabé Cobo y Peralta cuenta en su *Historia del Nuevo Mundo* que los nativos del Perú consumían yacón crudo para aliviar la sed y recobrar la energía en sus largos trayectos. Lo llamaban *llakhun* y solían cortarlo en rodajas que colgaban en sus cinturas para comerlo fácilmente durante sus caminatas. Lo mejor de todo es que, mientras más días pasaba la fruta bajo el sol, más dulce se ponía.

Jarabe de yacón como endulzante

1   cucharada de jarabe de yacón
    Té a tu elección
1   taza de agua hervida

Prepara el té como de costumbre y endúlzalo con el jarabe de yacón.

➔ Más remedios en la página 253

Cuándo usarlo
- Súmalo a tu dieta regular. Diariamente, a cualquier hora del día.

Consejos y datos
- El yacón se puede consumir como fruta, cruda, o en cualquier preparación culinaria, reemplazando a la patata regular o patata dulce, por ejemplo.
- También puedes adquirir suplementos de raíz de yacón en cápsulas. Toma una diaria de 500 mg o dos dosis de 250 mg cada una.

✔ Bajar el azúcar en la sangre
✔ Combatir la obesidad (especialmente en mujeres premenopáusicas con resistencia a la insulina)
✔ Tratar problemas intestinales
✔ Mejorar la absorción de calcio en los huesos (especialmente en pre y posmenopáusicas)
✔ Tratar complementariamente el cáncer

Por qué sí funciona

- El yacón es rico en fructooligosacáridos (FOS), un compuesto de fructosa que, a diferencia de la mayoría de los azúcares, pasa a través de la parte superior del tracto gastrointestinal, pero no se asimila.
- Sus propiedades prebióticas lo convierten en un excelente aliado para la inmunidad, ya que ayudan a estimular el crecimiento de bacterias buenas que aumentan la resistencia natural a patógenos externos.
- De acuerdo a un estudio con mujeres premenopáusicas obesas, realizado en Argentina y publicado en 2009 en la revista *Clinical Nutrition*, la ingesta diaria del yacón disminuyó significativamente el peso corporal, la circunferencia de la cintura y el índice de masa corporal. Además, disminuyó su nivel de insulina en la sangre en ayunas y aumentó la frecuencia con que defecaban y la sensación de saciedad.
- De acuerdo a una investigación realizada en Brasil y publicada en la *Journal of Medicinal Food*, puede aumentar la concentración de minerales como el calcio y el magnesio en los huesos, ayudando a fortalecerlos.
- También refuerza los procesos hormonales en los hombres, manteniendo la producción de testosterona.
- En un estudio realizado en Japón y publicado en 2011 en la revista *Fitoterapia*, sus compuestos inhibieron el crecimiento y la reproducción de las células cancerosas de cuello uterino.
- Otra investigación realizada en Brasil, publicada en *Chemistry & Biodiversity*, demostró que un hongo que crece en las raíces y hojas del yacón puede combatir tejidos cancerosos en cánceres de piel, colon, cerebro y sangre.

Zanahoria *(carrot)*

Daucus carota, sativus, carotte, cenoura, danggeun, gajar, gelbe rube, hongdangmu, hu luo bo, karotte, mohre, mohrrube, ninjin

Se dice que las primeras zanahorias tenían poco o nada de ese color naranja intenso que conocemos. Eran más bien púrpuras por fuera y levemente anaranjadas por dentro. Pero eso poco importaba, pues en sus orígenes de uso —hace unos tres mil años antes de la era cristiana, en la antigua Persia, actual Irán, y en Afganistán— lo que realmente se usaba de este tubérculo eran sus aromáticas hojas y sus semillas. El resto, esa raíz tan versátil y sabrosa, era simplemente desechado.

Con el paso de los siglos, las rutas de la seda y las especias, así como las guerras y conquistas de territorios, fueron factores que propiciaron la distribución de este tubérculo por el mundo. Hay escritos que hablan del uso de su raíz como alimento en las antiguas Grecia y Roma, donde era muy popular con propósitos medicinales y especialmente valorada como afrodisíaco.

Sopa de zanahoria

1   libra de zanahorias sin piel y rallada
4   tazas de agua
     Sal
     Aceite de oliva

Cocina la zanahoria en la mitad del agua por no más de 15 a 20 minutos. No necesita estar demasiado blanda. Cuando esté lista, procésala y agrégale el resto del agua previamente hervida y sal hasta completar un litro. Puedes disfrutarla con unas gotas de aceite de oliva.

➜ Más remedios en la página 254

Cuándo usarlo
- A diario, como parte de tu dieta.

Consejos y datos
- Aunque puede consumirse cruda o cocinada, algunos de sus nutrientes son solubles en agua y por lo tanto se diluyen. Algunos experimentos han demostrado que al hervirlas enteras o al cocinarlas al vapor se pierde solo el 30% de sus nutrientes, en comparación al 60% que se pierde al cortarlas previamente.
- Otros experimentos han demostrado que comer zanahorias ligeramente cocinadas es mucho más beneficioso que comerlas crudas.

✔ Combatir la deficiencia de vitaminas A, C, D y E

✔ Potenciar la visión y evitar daños oculares

✔ Tratar la diarrea

✔ Bajar el colesterol

✔ Prevenir el cáncer

✔ Ayudar a combatir el paso del tiempo en la piel

Por qué sí funciona

■ Desde 1907, las revistas de pediatría de Estados Unidos la promueven para recuperar el sistema digestivo en niños que han sufrido un cuadro grave de diarrea. Estudios experimentales mostraron excelentes resultados tras 24 horas de tratamiento solo con una sopa de zanahoria cocinada en agua con sal.

■ Su consumo regular previene la formación de úlcera gástrica y otros trastornos digestivos.

■ Investigaciones realizadas en la Universidad Tufts, en Massachusetts, demuestran que el betacaroteno, al entrar en el cuerpo humano, puede convertirse en una sustancia llamada ácido retinoico, que es ampliamente utilizada para tratar diferentes tipos de cáncer.

■ Un estudio realizado en Suecia con mujeres de 50 años o más demostró que quienes consumían aproximadamente la mitad de una zanahoria al día tenían dos tercios menos riesgo de cáncer de mama. Por otro lado, una dieta rica en licopeno, presente en la zanahoria, protege contra el cáncer de próstata en los hombres.

■ Diversos estudios muestran que la vitamina A y los antioxidantes luteína y zeaxantina protegen los ojos de la degeneración macular, una de las principales fuentes de ceguera en los ancianos, así como de problemas en la retina, entre otros.

■ El Departamento de Agricultura de Estados Unidos sugiere que dos zanahorias al día pueden reducir el colesterol en un 10 a 20 por ciento.

■ Consumir zanahorias diariamente ayuda a la absorción de vitamina D y a mantener una piel lozana, combatiendo los radicales libres y retrasando así su envejecimiento.

Zinc

Cinc, zink

¿Qué relación puede tener este metal con la salud? Bueno, la comprensión sobre su aporte a la salud del ser humano es muchísimo más reciente que su uso masivo. Hace cerca de medio siglo que se descubrió lo que se llama "deficiencia de zinc", y aunque no lo creas, afecta a un tercio de la población en países en desarrollo. Se trata de alteraciones en el funcionamiento de ciertos órganos debido a la carencia de este elemento químico.

Su insuficiencia interviene en el desarrollo del cuerpo, en problemas de aprendizaje, anorexia, alopecia, alteraciones inmunitarias y afecciones cutáneas, entre otras. De la dieta animal se obtiene el 10% y de los vegetales no se absorbe tanto, debido a que la fibra que contienen lo elimina. Por esta razón, eventualmente se requiere algún suplemento para equiparar las necesidades del organismo para su buen funcionamiento.

Ostras ricas en zinc

6   ostiones crudos o en lata
½   cebolla picada finamente
1   cucharada de perejil picado
     Jugo de un limón
     Sal al gusto
½   pan pita

Mezcla los ingredientes y disfrútalos sobre el pan pita a la hora de almuerzo o la cena.

➜ Más remedios en la página 254

Cuándo usarlo

- Cuando hay debilidad o baja de defensas, un período de sobrecarga o estrés físico.
- Cuando comienza la temporada de gripes y resfriados.
- Cuando se presenta un cuadro de anemia.

Consejos y datos

- Además de consumir alimentos ricos en zinc, pregunta a tu médico qué suplemento puedes tomar de acuerdo a tu edad, condiciones y necesidades específicas.
- Existe un grado de toxicidad del zinc si se ingiere en exceso. Las dosis, en general, no deben superar los 13 mg diarios.

✔ Fortalecer el sistema inmunológico
✔ Ayudar en el crecimiento
✔ Producir distintas enzimas

✔ Producir ciertas hormonas como la testosterona
✔ Proporcionar un antioxidante

Por qué sí funciona

■ El zinc desempeña un papel importante en las funciones inmunes de las células y el estrés oxidativo de estas, es decir, el proceso de desgaste y envejecimiento. Por esta razón, existen varias enfermedades y trastornos que parecen responder a su deficiencia, ya que al tener células deterioradas, el estado inmunológico disminuye, aumenta el estrés oxidativo y la generación de citoquinas inflamatorias, todas estas causas de enfermedades.

■ Ayuda a controlar más de 200 enzimas en el organismo, así como algunas hormonas. Entre estas últimas se encuentra la testosterona, que interviene en el crecimiento y el desarrollo masculino.

■ Es necesario para un crecimiento normal, desde las uñas hasta el pelo. Sus beneficios se reflejan en una síntesis enzimática y hormonal, con la adecuada regeneración de la piel, con menos procesos inflamatorios, entre otros.

■ De acuerdo a distintos estudios —entre estos, uno realizado en India—, también tiene propiedades antivirales, favorece el sistema inmunitario promoviendo el funcionamiento adecuado de las defensas en nuestro organismo, por lo que constituye una buena ayuda contra resfriados y gripes. Las investigaciones concuerdan en que ingerir suplementos de zinc en las 24 horas tras la aparición de los primeros síntomas puede acelerar la recuperación y disminuir la gravedad de los síntomas.

■ Mi recomendación es que uses las pastillitas de zinc de chupar, para que el efecto sea directo en la garganta, en donde muchas veces se alojan los virus de las vías aéreas respiratorias superiores.

SECRETOS PARA TENER A MANO

Algodón con alcohol

El vómito o emesis es el reflejo de expulsar violentamente y con espasmos lo que se carga en el estómago. Lo que acabamos de comer (aunque sea solo agua) sube a través del esófago para ser lanzado hacia el exterior. Y las náuseas o arcadas son la reacción previa que se produce y que, de alguna manera, nos avisan que algo anda mal y quiere salir de nuestro organismo.

Puede ser parte de un proceso infeccioso que nuestro cuerpo está combatiendo, o algo que comimos en mal estado, o que simplemente nos resulta desagradable. También es común que vomitemos cuando se ha ingerido una medicina demasiado fuerte o como síntoma adverso de quimioterapia, tras una cirugía, debido a la anestesia, o por embarazo. Tanto las náuseas como el vómito no son agradables, nos dejan agotados y con una sensación de debilidad temporal.

ESTE ES EL REMEDIO:
Oler algodón con alcohol

Es tan simple como poner una bolita de algodón con alcohol isopropílico (el mismo que tenemos en casa para las heridas) frente a las fosas nasales. Respira unas tres veces de manera profunda y luego quítala.

Espera al menos unos 15 minutos antes de repetirlo, aunque seguramente no vas a necesitar hacerlo.

✔ Evitar náuseas y vómitos

Por qué sí funciona

■ De acuerdo a los Anales de Medicina de Emergencia, un estudio reciente demostró que los pacientes de urgencias que inhalaron los algodones con alcohol isopropílico redujeron en 50% las náuseas, en comparación con los pacientes que olieron una solución salina. Otros seis estudios, publicados en 2012 por el sitio de estudios científicos Cochrane Library, en los que se utilizó alcohol isopropílico, mostraron que puede tener algún efecto en la reducción de las náuseas y vómitos postoperatorios. La mayoría de los estudios han encontrado que se necesita menos de 10 minutos para su efecto.

■ El mecanismo de acción no está muy claro. El vómito y las náuseas se producen por la activación de una serie de nervios, en la corteza cerebral y el aparato vestibular. Todo indica que al inhalar el vapor de alcohol en pequeñas cantidades, estos se relajan y se desactivan.

Es importante que no se hagan más de tres o cuatro inhalaciones. Especialmente las mujeres embarazadas no deben excederse, y es mejor si pueden sustituir estas inhalaciones con otros remedios caseros, como comer hielo picado. En ocasiones el vapor de alcohol puede ocasionar dolor de cabeza o causar intolerancia por el aroma.

Algodón y vinagre

¿Habrá alguna persona que no haya sufrido de un sangrado de nariz? Seguramente te sucedió más de una vez, especialmente durante tu infancia. Y es que las hemorragias nasales son algo común, y en general se deben a irritaciones menores a causa de gripe, exceso de frío y resequedad, uso de aerosoles, estornudos muy violentos, etcétera, que rompen algunos vasos sanguíneos de la nariz.

El aire que entra y sale por las fosas en ocasiones reseca las membranas que las protegen. Por ejemplo, es común que durante la época de frío, la calefacción reseque la nariz y esta empiece a sangrar, especialmente después de padecer algún proceso viral, como una gripe. Ahora, que sea algo común no significa que ocurra permanentemente, pues si es así, debes acudir a tu médico para descartar otro problema mayor, como anemia, problemas en la coagulación o de presión arterial.

ESTE ES EL REMEDIO:
Compresión y cauterización natural de los vasos

1 gasa
1 bolita o pétalo de algodón
½ cucharadita de vinagre blanco

Comienza por utilizar una gasa y aplica presión con tu mano en la punta de la nariz por lo menos por cinco minutos. Luego empapa el algodón con vinagre. Tómalo entre tus dedos y con cuidado introdúcelo en tu nariz mientras respiras por la boca. Sácalo con cuidado luego de 10 minutos. Permanece sentado durante el proceso.

No descanses la cabeza hacia atrás. Mucha gente piensa que si acuesta la cabeza se detiene la hemorragia. Eso no ayuda y lo único que hace es que la sangre corra a la garganta.

✔ Detener una hemorragia nasal
o epistaxis

Por qué sí funciona

- Al apretar inicialmente la punta de la nariz, promueve la coagulación natural de la sangre. El algodón con vinagre, además de absorber la sangre, cauteriza los vasos sanguíneos gracias a su acidez, y podría detener el sangrado. El descongestionante nasal causa que el capilar afectado se contraiga, logrando así detener el sangrado.
- También ayuda el bajar la temperatura corporal, especialmente de la cara, pero no enfría la nariz. Chupar hielo o beber agua muy fría es una medida eficaz.

Si no tienes vinagre, puedes usar unas gotas de jugo de limón, o incluso uno de los descongestionantes en aerosol que se vende sin receta.

Bolsa de papel

Si no lo sabías, a lo largo de mi vida he sido una víctima confesa de los ataques de pánico. He pasado más de un mal rato viajando en aviones, superando penas de amor y en distintas etapas de mi vida, por culpa de estos molestos e inesperados arranques de ansiedad y sobresalto que parece que no tuvieran sentido. Se estima que tres de cada 10 personas en el mundo padecen uno en determinado momento de sus vidas. Incluso, muchos lo confunden con ataques cardíacos, pues al momento en que la crisis es mayor, puede presentar síntomas similares a este, como la falta de aire, palpitaciones y hasta dolor en el pecho. Recién en la década de los ochenta la Organización Mundial de la Salud (OMS) lo clasificó entre los trastornos de ansiedad. Y para muchos expertos, se trata de un mal propio del estrés y estilo de vida moderno.

ESTE ES EL REMEDIO:
Respirar dentro de una bolsa

1   bolsa de papel

Cubre tu nariz y boca con la abertura de la bolsa de papel. Inhala por la nariz y exhala aire por la boca contando hasta 10, dentro de la bolsa. Quita la bolsa y respira normalmente otras 10 veces afuera de la bolsa y repite el proceso completo hasta que te hayas calmado.

✔ Combatir un ataque de pánico
✔ Calmarse

Por qué sí funciona

■ Uno de los síntomas más complejos del ataque de pánico es la falta de aire, o disnea, y la hiperventilación, que consiste en el aceleramiento de la respiración por la agitación del momento.

■ Cuando estamos en una situación normal de respiración, el oxígeno pasa de los pulmones a la sangre. Cuando estamos hiperventilados, en cambio, el oxígeno no alcanza a llegar a la sangre, por más rápido que respiremos. El hecho de no tener suficiente oxígeno provoca que empecemos a sentir calambres, temblores, hormigueo y que, por lo tanto, nos pongamos más ansiosos.

■ Al respirar con la bolsa se corrige el desnivel de oxígeno que padecemos y comenzamos a relajarnos, retornando poco a poco a la normalidad.

Si padeces de ataques con frecuencia, carga siempre una bolsa de papel en tu cartera o en tu vehículo. También ten a mano una en casa. Idealmente, es bueno que seas tú mismo quien se ponga la bolsa en el rostro para que no te descontroles aún más.

Brócoli crudo

Brócol, broccoli

Anatolia, el Líbano y Siria fueron los primeros sitios que conocieron las ventajas de este vegetal tan rechazado por la mayoría. Sin embargo, los romanos se hicieron fanáticos suyos apenas lo conocieron. Lo llamaban "los cinco dedos verdes de Júpiter". De hecho, en el siglo I el gastrónomo Marco Gavio Apicio lo incluyó en sus recetarios, en todas las formas: crudo, hervido, con aceite de oliva o en puré. Luego fue llevado a la península itálica, donde también su uso culinario se hizo bastante popular.

En la Edad Media, en algunos lugares de Europa, era una tradición regalar a las parejas de recién casados una sopa de brócoli para asegurarles la descendencia. Así nació la leyenda de que los niños nacían de una planta de este vegetal o de la col.

Ensalada de brócoli crudo

1   taza de flores de brócoli separadas
½   cucharadita de jugo de limón
       Sal
       Aceite de oliva

Sazona las flores de brócoli con aceite, limón y sal. Puedes mezclarlas con otros vegetales si gustas.

✔ Ayudar a mantener los dientes sanos, limpios y blancos

Por qué sí funciona

■ De acuerdo a un estudio hecho por los investigadores de la Escuela de Odontología de Bauru, en Brasil, publicado en la *European Journal of Dentistry*, el hierro presente en el brócoli puede formar un revestimiento resistente a los ácidos en la superficie de los dientes. Esta capa reduce el contacto entre la acidez de los alimentos ácidos y sustancias, como la soda de algunas bebidas carbonatadas, con el esmalte de los dientes. Además, la consistencia del brócoli crudo ayuda a pulir los dientes al contacto.

Este vegetal es un alimento seguro y altamente nutritivo, con propiedades antioxidantes. Sirve de apoyo en la prevención del cáncer y para bajar el colesterol. Si padeces de hipotiroidismo, debes consultar con tu médico si puedes consumirlo, en qué cantidad y con cuánta frecuencia.

Café

Alcaloide, café, coffee

La palabra café (o *coffee*, en inglés) proviene del árabe *qahwah* y significa "energía" o "vigor". Es también el nombre de la zona etíope de Kaffa, desde donde la planta de café se distribuyó por el mundo. Cuenta la leyenda que un pastor de Etiopía le contó a unos monjes cómo por casualidad descubrió que sus ovejas, cuando comían las semillas de unos arbustos, saltaban de un lado a otro por las noches. Los monjes, muy curiosos, tomaron una infusión de las mismas semillas y pudieron pasar las largas noches orando. La noticia se regó como la espuma, y desde entonces los mercaderes más astutos comenzaron a sacarle partido, convirtiendo al café en uno de los productos más apetecidos. Hoy en día, es el segundo bien más comercializado en el mundo después del petróleo.

Café negro para combatir un ataque de asma

1½ tazas de agua hervida
2   cucharadas de café molido

Cuela el café en la cafetera que usas regularmente y bebe el café de inmediato. No le agregues azúcar. Es conveniente beberlo amargo. Bebe una o dos tazas.

Café estilo árabe para la fatiga, dolor de cabeza y problemas respiratorios

½   taza de agua
1   cucharada de café árabe
1   cucharada de cardamomo
1   trocito pequeño de jengibre
1   clavo de olor
¼   de cucharadita de azafrán en polvo

Pon a hervir el agua en un recipiente. Apenas comience a hervir, baja el calor al mínimo y agrega el café. Déjalo por un par de minutos y luego apaga. Agrega el cardamomo, jengibre, clavo de olor y azafrán. Vuelve a ponerlo al fuego por un par de minutos. Saca y cuela. Sírvelo de inmediato y disfrútalo.

➜ Más remedios en la página 255

✔ Combatir ataques de asma

Por qué sí funciona

■ En palabras simples, el asma es una afección respiratoria crónica que produce la inflamación de los pulmones y el bloqueo de los bronquios, impidiendo que la persona pueda respirar.

■ De acuerdo a un estudio publicado en 1987 por la *The American Review of Respiratory Disease*, la cafeína tiene un efecto broncodilatador en los niños asmáticos. Asimismo, puede producir un porcentaje de mejoría significativa en los adultos asmáticos ya que dilata los bronquios y abre las vías respiratorias.

■ De acuerdo a informes de la Universidad de Harvard, el despeje de las vías respiratorias y apertura de los bronquios de manera segura con una taza de café negro se debe también a otra sustancia llamada teofilina. Esta relaja los músculos que rodean los tubos bronquiales, actuando como un "enfermero" de primeros auxilios hasta que la persona recibe la atención médica necesaria.

■ La cafeína es también un tipo de metilxantina, una clase de medicamento que abre las vías respiratorias y estimula el flujo de aire. Por lo tanto, también puede ayudar en otras enfermedades pulmonares obstructivas crónicas.

Distintas investigaciones indican que entre cinco y nueve miligramos de cafeína por cada 2.2 libras de peso corporal pueden reducir la fatiga muscular respiratoria y el estrechamiento de las vías respiratorias inducido por el ejercicio.

Compresas de col

Seguramente te ha pasado que después de un largo viaje, tus tobillos parecen regresar de la guerra. En algunas ocasiones, se inflaman tanto que se deforman y no hay manera de calzarlos nuevamente si nos quitamos los zapatos al comenzar el viaje. Se trata de un edema, una acumulación de líquido anormal en los tejidos y músculos de las extremidades. Puede que se inflamen los tobillos, los pies completos e incluso las piernas, desde los muslos. O bien, las manos. Puede ser producto de una lesión, una cirugía, una infección no detectada o un coágulo en la pierna, que debe ser revisado. Pero en ocasiones se trata de cansancio, exceso de actividad, sobrepeso, uso de algunas medicinas, entre otros. Y en esos casos, se puede recurrir a algunos métodos naturales para ayudar a que ese líquido acumulado se elimine.

Compresas de hojas de col

4 hojas de col (repollo, *cabbage*) limpias y frías (ponlas en la nevera, no en el congelador, por una hora al menos)
1 gasa elástica o una tela larga para vendaje

Pon las hojas frías de col alrededor de la zona inflamada y luego la venda o tela alrededor para sostenerla. Deja que actúe al menos 30 minutos. Repite una o dos veces al día hasta bajar la inflamación.

✔ Reducir la hinchazón de pies, tobillos, piernas y manos hinchadas (edema en las extremidades)

Por qué sí funciona

■ Las hojas de col ayudan a absorber el exceso de líquido de la zona afectada, disminuyendo la inflamación. Un estudio realizado entre varios centros de investigación coreanos en 2014 demostró que el compuesto Berteroin (5-methylthiopentyl isothiocyanate), presente en vegetales como col regular, col china, rucola y aceite de mostaza, entre otros, tiene potentes propiedades antiinflamatorias.

Apoya cualquier tratamiento natural bebiendo mucho líquido, especialmente agua pura, y manteniendo los pies elevados, al menos cada cierto tiempo.

Fresas y bicarbonato

Según la Academia Americana de Odontología Cosmética (AACD, por sus siglas en inglés) en Estados Unidos más del 92% de los adultos cree que contar con una sonrisa blanca y llamativa es un recurso importante a nivel profesional y personal. Pero solo la mitad de la población cree que cumple con este requisito. Y en eso, el color amarillento o manchado de los dientes tiene mucho que ver.

Lamentablemente la superficie de los dientes es porosa y absorbe muchas de las sustancias que ingresan por nuestra boca: café, té, frutas, colorantes, vino, cigarrillo, etcétera. Así como también la edad, malos hábitos de higiene y medicamentos, entre otros, pueden ayudar a mancharlos y quitarles el brillo natural.

Pasta de fresas y bicarbonato de sodio

1   fresa madura molida o licuada
½   cucharadita de bicarbonato de sodio

Mezcla muy bien los ingredientes hasta que quede compacto. Pon la mezcla en un cepillo de dientes de cerdas suaves. Cepilla tus dientes suavemente. Repite este proceso cada tres o cuatro meses. No lo hagas más frecuentemente para no dañar el esmalte dental.

✔ Blanquear los dientes

Por qué sí funciona

■ En la reunión anual de la Asociación Americana para la Investigación Dental realizada en Tampa, Florida, en el 2012, se presentó la opción natural para blanqueamiento de dientes basada en la mezcla de fresas y bicarbonato. De acuerdo con algunos expertos, el ácido cítrico y el ácido málico que contienen las fresas ayudan a eliminar las manchas de café, té, cigarrillo y vino tinto que se adhieren al esmalte de los dientes, ya que las disuelven. Además, el bicarbonato funciona como un abrasivo que ayuda a pulir la superficie del diente. De hecho, es un ingrediente activo en muchas pastas dentales.

Es importante tener en cuenta que el ácido cítrico no debe ser utilizado en exceso, ya que reduce la dureza de los dientes debido a su efecto erosivo.

Hisopo o cotoneta

En la antigua Roma, tener hipo era una señal inequívoca de un castigo de Júpiter, mientras que para los nobles ingleses de la Edad Media, si una persona sufría de hipo era calificada de inmediato como mentirosa.

El nombre científico del hipo es singulto y proviene del latín singultus, que significa "jadeo" o "suspiro". Es una contracción repentina e incontrolable del diafragma y de los músculos del pecho. De inmediato se produce el cierre de una zona de las cuerdas vocales llamada glotis, lo que genera ese sonido que suena como ¡hip!

Por lo general, los episodios de hipo son esporádicos y no pasan de durar unos minutos. Pero existe un caso que ¡duró 68 años! Lo padeció un estadounidense entre 1922 y 1991, y terminó apenas un año antes de que él muriera.

Cosquillas en el paladar con algodón

1   hisopo de algodón (*cotton swab*) o una bola de algodón

Simplemente, abre la boca y pasa rozando el hisopo o la bola de algodón repetidamente por tu paladar para generar cosquillas en esa zona.

✔ Detener el hipo

Por qué sí funciona

■ No hay total certeza acerca del origen del hipo, pero entre las explicaciones más confiables es que se produce por la irritación del nervio vago, que va desde el cerebro hasta el abdomen. Este nervio modera a su vez al nervio frénico, el cual activa el diafragma, que es un músculo ubicado debajo de los pulmones, que al contraerse controla la respiración de manera automática y rítmica. Cuando esa contracción rítmica involuntaria se altera, se produce el hipo.

■ Al hacer cosquillas en el área del paladar con un hisopo o con una bola de algodón, se activa el nervio vago, relajando el diafragma, que suele retomar de inmediato su ritmo natural.

También se recomienda respirar en series de 15 o 10 repeticiones dentro de una bolsa de papel, alrededor de la nariz y la boca. Esto se debe a que los ejercicios de respiración consciente ayudan a aumentar la cantidad de dióxido de carbono en la sangre, restablecen el ritmo y ayudan a relajarse, recuperando la normalidad.

Lengua

Seguramente te ha pasado en más de una ocasión, cada vez que comes helado, un batido con mucho hielo picado, una bebida extremadamente fría o una frozen margarita… Y es ese súbito dolor de cabeza que parece partirla, producto del frío. Es un mal universal y tan común que en 1988 la Sociedad Internacional del Dolor de Cabeza (International Headache Society) lo reconoció, denominándolo cefalea por estímulo frío.

Se debe a que al pasar el líquido frío por el paladar y luego por la faringe, la sangre se enfría y los vasos se abren y se cierran, haciendo que la sangre fluya rápidamente, generando el dolor. Apenas los vasos sanguíneos retoman la normalidad se quita ese malestar. Pero eso demora unos minutos.

ESTE ES EL REMEDIO:
Usa tu lengua

Apenas sientas algo tan helado que amenaza con congelar tu cerebro, pon tu lengua en el paladar superior, o techo hueco de tu boca.

✔ Cerebro congelado (esfenopalatino ganglioneuralgia o *brain freeze*)

Por qué sí funciona

- En 2012, el doctor Jorge Serrador, instructor en neurología del Brigham and Women's Hospital e investigador de la Universidad de Harvard, decidió estudiar por qué se produce este fenómeno. En su experimento con 13 personas descubrió que la sensación fría aumenta la rapidez y fuerza del flujo sanguíneo al cerebro a través de la dilatación de la arteria cerebral anterior, activando el dolor mediante el nervio trigeminal, que es el que envía las señales de dolor a la parte frontal de la cabeza. En otras palabras, apenas detecta el frío, nuestro organismo responde enviando más sangre caliente al cerebro. Ese cambio de flujo sanguíneo generaría el dolor. Frente a eso, el calor de la lengua calma los nervios y reduce el dolor más rápidamente.
- Un investigador del Centro Médico Olímpico del Reino Unido aseguró, en una carta al editor de la *British Medical Journal*, en 1997, que los surfistas también experimentan este tipo de dolor cuando se sumergen en una ola a punto de romperse, así como los patinadores de hielo al inhalar aire frío.

En todos los casos, basta entibiar el paladar superior para ayudar a que la sensación pase más rápidamente.

Miel, aceite de oliva y cera de abejas

Se dice que unos labios hermosos pueden doblegar la voluntad de cualquiera. No en vano muchas de las famosas más envidiadas por millones deben su fama a unos labios impactantes o, al menos, saludables. Pero en el mundo real eso parece no ser tan fácil, pues a pesar de la infinidad de productos disponibles, los labios resecos, rotos, enrojecidos, quemados o escamosos son algo normal.

Nuestros labios están cubiertos por distintas capas. Sin embargo, el aire seco, el frío, el aire acondicionado, los productos químicos de algunos labiales y pastas dentales, e incluso la propia acidez de la saliva, van eliminándolas, dejándolos desprotegidos y, por lo tanto, frágiles.

La manera de cuidar de esta parte vital para nuestro buen funcionamiento y para enfrentar al mundo es curándolos y protegiéndolos para evitar que vuelvan a dañarse.

Labial de miel, aceite de oliva y cera de abejas

1   cucharadita de miel
1   cucharadita de aceite de oliva
1   cucharadita de cera de abejas
1   recipiente pequeño limpio (puede ser de una crema de ojos)

En un recipiente pequeño, pon la cera, y caliéntala a baño maría o poniendo otro recipiente con agua caliente abajo por un par de minutos, para que se derrita un poco. Cuando esté derretida o más suave, agrégale la miel y el aceite de oliva. Mézclalos y pónlos en el recipiente limpio. Si deseas, ponlo en la nevera para que se condense levemente y úsalo como bálsamo labial. (Mantenlo en la nevera para que sea más fácil de usar.)

✔ Labios partidos, irritados, secos

Por qué sí funciona

- Infinidad de estudios confirman las propiedades antibacteriales y antioxidantes de la miel, que ayudan a reparar y proteger los finos tejidos de los labios. Lo mismo ocurre con la cera de abejas, con propiedades antioxidantes, curativas y humectantes.
- El aceite de oliva contiene tres antioxidantes principales: vitamina E, polifenoles y fitoesteroles. Estos protegen la piel del envejecimiento prematuro. La vitamina E ayuda a restaurar la suavidad de la piel y protege contra los rayos ultravioleta. Contiene también hidroxitirosol, un compuesto bastante escaso en otros productos, que previene el daño de los radicales libres y restaura. Este compuesto fue ampliamente investigado en Italia en 2005.

Evita morderte los labios o mojarlos con saliva si los sientes resecos. No te quites los pedacitos de piel que comienzan a desprenderse; usa alguna mascarilla y humecta los labios hasta que los pedacitos se desprendan solos. Mantén siempre un bálsamo natural en tu bolso o en el automóvil para humectar los labios constantemente, especialmente si están deteriorados.

Pelota de tenis

Más de algún amigo o paciente en la consulta, especialmente mujeres, me han contado, medio en broma, medio en serio, que están a punto de divorciarse por culpa de los ronquidos de su pareja. Y aunque se cuenta con ligereza, puede convertirse en una pesadilla para quien duerme con un roncador(a).

El ronquido se produce cuando el tejido de la parte superior de la garganta se relaja al dormir y el viento que entra al respirar produce una vibración sonora. Tal como comenté en mi libro *Mejora tu salud de poquito a poco*, ese ruido llega a ser tan molesto que se convierte en uno de los principales trastornos del sueño.

De acuerdo con datos recientes publicados en la revista *Prevention*, se estima que en Estados Unidos unos 90 millones de adultos ven afectados sus hábitos de vida y sus relaciones por este problema. Y 67% de quienes están casados aseguran que su pareja ronca. Dormir mal por el ronquido ajeno causa cansancio, mal humor, falta de productividad y concentración y, con esto, mayor probabilidad de accidentes, entre una larga lista de problemas.

"Molestador" nocturno automático

1   pelota de tenis
1   trozo de tela
1   camiseta de pijama
1   aguja
    Hilo de coser

Envuelve la pelota en un trozo de tela, como si fuera un bolsillo o bolso pequeño. Adhiere este bolso con la pelota a la parte de atrás de la camiseta, por dentro o por fuera, a la altura de la espalda, y cósela.

Si no tienes una pelota de tenis, puedes usar algo similar, no demasiado blando, pues la idea es que te incomode.

✔ Evitar los ronquidos

Por qué sí funciona

- La mayor parte de los ronquidos ocurren cuando dormimos de espalda, ya que la posición impide que el aire fluya naturalmente. De acuerdo a expertos del sueño, este sencillo y económico truco hace que la posición de espalda sea incómoda. De esa manera te obliga a acomodarte de lado sin necesidad de despertarte o de que alguien te mueva.
- Otra manera de ayudarse es manteniendo el torso más elevado al dormir, lo cual puedes lograr con una almohada extra.

Mantén un peso adecuado. La relación de libras extra y ronquidos es proporcional. No necesitas ser obeso mórbido para roncar. Apenas un poco de sobrepeso suele incrementar los ronquidos, ya que la grasa acumulada en la zona de la garganta aumenta, obstruyendo el paso del aire.

Sopa de pollo

Mi abuela y mi madre pertenecen al club universal de "mujeres sabias", que entienden que una sopa de pollo bien calientita, hecha en casa, es capaz de quitar ¡hasta el mal de amor! No hay lugar en el mundo donde las matriarcas no conozcan este secreto milenario que parece curarlo todo, mientras acaricia nuestra alma, dejándonos una sensación de calma y de que "mañana todo estará bien".

Los registros indican que entre los pioneros en mezclar pollo y agua se encuentran los griegos. Se cuenta que el filósofo y médico judío Moisés Maimónides ya conocía las propiedades "terapéuticas" de la sopa en pleno Medievo. En sus escritos llamados *Sobre la causa de los síntomas*, recomendaba el caldo de gallina y otras aves para distintos propósitos, como curar la lepra y el asma, entre otros. Los chinos han consumido la sopa de pollo por siglos y siglos con un toque de jengibre, mientras que en México le dan un saborcito picante, como puede esperarse por las decenas de variedades de chile con que cuenta su cocina.

Sopa tradicional de pollo

½	pollo o piezas de pollo a tu elección	2	dientes de ajo
6	tazas de agua (o caldo de pollo bajo en sodio) o la cantidad suficiente para cubrirlo	½	pimiento rojo, sin semillas
		1	taza de calabaza picada en cuadritos
1	patata cortada en cuadritos		Albahaca fresca picada o deshidratada
2	zanahorias peladas y cortadas en rodajas		Pimienta negra
1	cebolla picada	2	cucharadas de arroz blanco
			Sal

Agrega el pollo y el agua o caldo en una olla. Cocínalo a fuego medio alto. Agrega un poco de sal y deja que comience a hervir. Cuando lleve unos 20 minutos hirviendo, agrega la patata, la zanahoria, la cebolla, el pimiento, la calabaza, la pimienta y el ajo. Cubre y cocina hasta que el pollo esté blando, esto es, otros 25 a 30 minutos más, aproximadamente. Cuando falten unos 20 minutos, agrega el arroz. Apaga y agrega la albahaca. Deja reposar por unos 15 minutos. Luego sirve y disfruta.

✔ Combatir gripes y resfrío
✔ Levantar el ánimo
✔ Despejar las vías respiratorias

Por qué sí funciona

■ Un estudio realizado por el Centro Médico de la Universidad de Nebraska confirmó que ayuda al organismo a sentirse mejor frente a los síntomas de resfrío o gripe. Los investigadores descubrieron que los aminoácidos que se producen al preparar el caldo de pollo reducen la inflamación en el sistema respiratorio, mejoran la digestión, reducen la congestión y lubrican la garganta, aliviando la irritación. Además, contiene compuestos químicos semejantes a los antigripales, que ayudan a sanar más rápidamente.

■ Puede apoyar el sistema inmunológico y curar trastornos, como las alergias, el asma y la artritis.

■ El vapor de la sopa de pollo caliente mejora la manera en que algunos filamentos ubicados en el interior de la nariz protegen del ingreso de bacterias y virus, acelera el movimiento de la mucosa nasal, dilatando los vasos sanguíneos y aumentando el flujo sanguíneo. Esto permite expulsar mucosidades y aliviar la congestión.

Los efectos de la sopa de pollo se dan cuando se cocina pollo de verdad, y no al utilizar saborizantes o caldos concentrados, como los que vienen en la mayoría de las sopas previamente preparadas o envasadas. Ese caldo es una concentración de sodio y una sustancia llamada glutamato monosódico (MSG), que tiene el sabor pero es una neurotoxina.

Té negro

Conozco personas que afirman que "el olor a queso" de sus pies les ha hecho pasar más de un momento embarazoso, así como otras que por culpa de este problema en sus parejas han estado a punto de dejarlas.

La bromhidrosis o mal olor en los pies es un problema más frecuente de lo que quisiéramos. Se estima que cerca del 15% de la población la padece al menos temporalmente. Nuestros pies, especialmente en la planta, tienen una gran cantidad de glándulas sudoríparas que transpiran naturalmente y que aumentan su actividad por el calor ambiental, el material con que son fabricadas las medias y zapatos que usamos, estrés, alimentación, medicamentos, cambios hormonales, etcétera. Esa humedad excesiva provoca que se generen microorganismos como hongos y una bacteria conocida como Kytococcus sedentarius. Al descomponerse estos hongos y bacterias, empiezan a generar ácidos orgánicos y sustancias como metilmercaptano, que son las que huelen fatal.

Lavado con té negro

4 sobres de té negro o cuatro cucharaditas de té negro en hojas
½ galón de agua caliente
Recipiente para poner los pies

Pon a remojar el té en el agua caliente por al menos 10 minutos. Deja enfriar. Cuela o quita las bolsitas. Luego, sumerge tus pies en este líquido. Mantenlos ahí por al menos 20 minutos. Seca tus pies con una toalla de papel.

✔ Mal olor en los pies (bromhidrosis)

Por qué sí funciona

■ El té negro es rico en unas sustancias llamadas taninos, que le dan ese saborcito amargo y la capacidad de ser astringente, es decir, de secar. Estas propiedades, a su vez, son las que combaten el mal olor, ya que alteraran el pH de la piel de los pies. Se ha probado que los astringentes pueden contraer los tejidos del cuerpo, incluyendo las glándulas sudoríparas, que, como ya sabes, son las que los hacen sudar.

Utiliza un buen calzado, medias de algodón; ventila los pies y sécalos bien después del baño; evita caminar descalzo en zonas húmedas, especialmente duchas de hoteles, piscinas y gimnasios.

Si el mal olor persiste y se vuelve crónico, puede que se deba a alguna alteración a causa de algún medicamento, o sea, un síntoma de otro problema. Visita a tu dermatólogo o a tu médico general para una evaluación más completa.

Uvas

Hoy más que nunca, todos parecemos encontrarnos en una lucha contra el reloj, tratando de que nada en nosotros delate el número de años que lleva nuestra cédula de identidad. Es un mal de los tiempos. Lamentablemente, por más *millennial* que tratemos de vernos, peinarnos, etcétera, la piel siempre nos delata.

Es cierto que hay infinidad de productos, tratamientos, inyecciones, rellenos... ¡Lo que quieras! (seguramente lo sabes mejor que yo). Todos prometen batallar contra las arrugas, las manchas, la decoloración de la piel, y algunos lo logran, pero tienen su "letra chica" o efectos secundarios.

Muchos elementos químicos nos pueden causar reacciones alérgicas o tener riesgos mayores para nuestra salud. Por eso, en general soy partidario de volver al estilo de cuidado y belleza de nuestras abuelas, buscar en la naturaleza aquellas fórmulas sencillas que nos ayuden.

Mascarilla de uvas

½   taza de uvas con semillas y piel (mejor si son oscuras)
1   cucharada de aceite de coco

Muele o procesa las uvas hasta que queden como una crema o pasta y agrégale el aceite de coco. Mezcla muy bien. Aplícala en el rostro y cuello. Déjala por 15 o 20 minutos. Luego, enjuaga con agua a temperatura ambiente. Úsala al menos una o dos veces a la semana.

✔ Nutrir, humectar y rehidratar la piel
✔ Mejorar su textura
✔ Combatir signos de envejecimiento
   (manchas, líneas, etcétera)

Por qué sí funciona

■ Está altamente validado el contenido de ácidos grasos y vitamina E del aceite de coco, vital para aliviar problemas de la piel como quemaduras, recuperando las capas superiores rápidamente.

■ Las uvas contienen polifenoles, potentes antioxidantes. Las oscuras contienen además resveratrol, una sustancia altamente estudiada, ya que activa la enzima sirtuina, que retrasa el envejecimiento de la piel y aumenta la vitalidad celular de los tejidos. Las semillas contienen vitaminas C, D y E, betacarotenos, ácido linoleico y ácidos grasos omega 3 y 6, que regeneran, aportan elasticidad y suavizan la piel.

Vinagre de Marsella

Vinagre de los cuatro ladrones, remedio de Marsella, vinagre de los cuatro

Cuenta la leyenda que en plena Edad Media, cuando Europa sucumbía al embate de la peste bubónica, provocada por las pulgas de las ratas, hubo un grupo de hombres en Marsella, Francia, que logró salvarse, gracias a una mezcla secreta. Algunas versiones dicen que una banda de cuatro ladrones desnudaba y robaba los cuerpos de las víctimas de la peste sin infectarse, gracias a un compuesto de hierbas que usaban. Cuando la policía los capturó, habrían negociado la libertad a cambio de la fórmula, que llevaba, entre otras cosas: vinagre blanco, ajenjo, salvia, clavo de olor, tomillo y romero. Hay decenas de versiones de la historia y de recetas. También se dice que es una fórmula creada por monjes alquimistas, que la mantenían en secreto para no ser acusados de brujería. Lo cierto es que quienes la usaron lograron sobrevivir.

Vinagre de Marsella

2½	tazas (500 ml) de vinagre de manzana o vinagre blanco	2	cucharadas de flores secas de lavanda
2	cucharadas de hojas secas de salvia	2	cucharadas de hojas secas de menta
2	cucharadas de hojas secas de tomillo	2	cucharadas de ajenjo o artemisa
2	cucharadas de hojas secas de romero	8	dientes de ajo
		1	vara de canela
		8	clavos de olor
		1	hoja de laurel

Pon todas las hierbas y especias en un frasco de vidrio (de corcho o plástico, nunca de metal). Agrega el vinagre. Revuelve levemente con una cuchara de madera. Tapa y deja macerar en un lugar oscuro y fresco por al menos dos semanas. Cuela y guarda en el mismo frasco bien tapado, siempre en un sitio oscuro y fresco.

Diluye una cucharadita de vinagre de Marsella en un vaso de jugo, té o agua y bébelo.

✔ Combatir virus, hongos y bacterias
✔ Apoyar el sistema inmune
✔ Prevenir y curar infecciones de la piel
✔ Repeler insectos y parásitos (piojos, liendres, pulgas, etcétera)

Por qué sí funciona

- Todas las hierbas y especias usadas en esta mezcla están validadas científicamente por sus propiedades antibacteriales, en contra de hongos y virus. Algunos, como el vinagre, se usan desde la época de Hipócrates, quien también utilizó algunas mezclas similares, combinándolo con hierbas, ya que inhibe el crecimiento de bacterias como *E. coli*, por ejemplo.
- El ajo aporta azufre, llamado alicina, el cual posee potentes propiedades medicinales, que ayudan a reducir el número de resfriados y gripes, entre otras cosas.
- El poder antimicrobiano del clavo puede combatir la E. coli, la Staphylococcus aureus, que causa el acné, y la Pseudomona aeruginosa, que causa neumonía.
- El tomillo puede acabar con diferentes bacterias, gérmenes y hongos, entre ellas Staphylococcus aureus, Bacillus subtilis, E. coli y Shigella sonnei, entre otros.
- El aceite esencial de salvia tiene propiedades carminativas, antiespasmódicas, antisépticas y astringentes.

Lo puedes usar diariamente en un proceso de recuperación tras una gripe o un resfrío. Y como repelente tópico, antes de una actividad al aire libre. También lo puedes usar para prevenir un contagio, o si ya has contraído una dolencia, para recuperarte, agregando una taza de vinagre al baño de tina, o como *spray*, para usarlo en las habitaciones, la ropa de cama, etcétera.

Aceite de ricino

Mascarilla de aceite de ricino

1½ cucharadas de aceite de ricino
1 yema de huevo

Mezcla una cucharada de aceite de ricino con una yema de huevo hasta que quede una pasta homogénea. Aplícala en tu rostro y déjala reposar durante algunos minutos. Retírala con agua tibia. Seca tu rostro con una toalla de papel. Luego, aplica el resto del aceite de ricino puro sobre la piel y déjalo toda la noche.

Máscara de aceite de ricino para las pestañas

1 cucharadita de aceite de ricino
⅓ de cucharadita de aceite de almendra
⅓ de cucharadita de gel de aloe vera natural

Mezcla muy bien los ingredientes y pon la mezcla en un recipiente de máscara de pestañas que esté completamente limpio. Aplica la mezcla en las pestañas, por la noche, después de quitarte el maquillaje, utilizando el cepillo de la máscara o rímel para aplicarlo.

Aceite de sésamo

Mezcla de aceites de sésamo y salvado de arroz para ensaladas

½ onza de aceite de sésamo (o una cucharada)
½ onza de aceite de salvado de arroz (o una cucharada)

Mezcla bien ambos aceites en una botella o un recipiente de vidrio. Úsalo durante el día como aderezo de ensaladas, o se le puede agregar a guisos, sopas, pan, etcétera. Consume la onza completa (o dos cucharadas) al día.

Ajo

Jugo verde "al ajillo"

2 dientes de ajo pelados
1 taza de espinaca
½ taza de perejil fresco
½ pepino
Jugo de un limón
1 trocito de jengibre fresco
10 onzas de agua

Procesa todos los ingredientes y bébelo de inmediato. Si gustas, agrégale un par de cubos de hielo. La clorofila de las espinacas y el perejil ayudan a disminuir un poco el olor intenso del ajo.

Ensalada de tomate, olivas y aguacate "al ajillo"

2 dientes de ajo pelados y finamente picados
1 tomate pelado y cortado en rodajas
½ aguacate cortado en trozos
¼ de taza de olivas
1 cucharada de aceite de oliva
1 cucharadita de vinagre balsámico
Sal y pimienta al gusto

Mezcla todos los ingredientes en un recipiente y aderezа con el aceite, el vinagre, la sal y la pimienta. Disfruta.

Pasta de ajo

4 dientes de ajo pelados y picados
Aceite de oliva
1 cucharada de jugo de limón
Sal y pimienta

Tritura el ajo en un procesador, mortero o sobre la tabla de picar. Ponlo en un recipiente y añade lentamente el aceite. Mezcla hasta obtener una pasta de consistencia espesa. Agrégale el jugo de limón, la sal y la pimienta. Disfrútala untando la pasta en pan, papas, apio, zanahoria o lo que desees.
Si tienes una reunión o una cena especial, prepárala el día anterior para que su sabor decante y se sienta más intenso.

Crema de ajo

3 dientes de ajo medianos
1 taza de yogur griego, sin sabor
¼ de taza de perejil fresco picado finamente

Pon todos los ingredientes en un procesador de alimentos y mezcla hasta que queden bien incorporados. Acompaña tus legumbres, vegetales al vapor, carnes o papas untados con esta deliciosa crema.

Albahaca

Té de albahaca

4 hojas de albahaca fresca
1 taza de agua recién hervida
Stevia al gusto

Pon las hojas en el agua y deja reposar por 10 minutos. Disfrútalo.

Batido verde con albahaca

½ taza de albahaca fresca
1 manzana verde cortada en trocitos
½ pepino cortado en trocitos
8 onzas de agua fría
Stevia, si lo deseas

Pon todos los ingredientes en una licuadora y procésalos. Bébelo de inmediato.

Alcachofa

Té de hojas de alcachofa

3 hojas de alcachofa
2 tazas de agua

Pon a hervir el agua con las hojas de alcachofa. Deja que hiervan por unos cinco minutos. Apaga y deja reposar por 10 minutos.
Endulza al gusto y bébela después de comer.
También puedes usar té de alcachofas en bolsita. En ese caso, solo agrega agua hirviendo y deja reposar unos minutos.

Alcachofas en salsa de vino blanco con queso gratinado

2 alcachofas hervidas o al vapor
½ cebolla cortada en cuadritos
2 dientes de ajo picados finamente
2 cucharadas de albahaca picada finamente
½ taza de vino blanco
Sal
Pimienta
Aceite de oliva
1 lámina de queso mozzarella (o del queso de tu preferencia)

Pon en una sartén el aceite, la cebolla, el ajo, la albahaca, la sal y la pimienta. Sofríe por unos minutos hasta que se doren levemente. Agrega el vino y deja en el fuego la mezcla por un par de minutos hasta que se evapore el alcohol. No cocines en exceso la cebolla. Luego apaga. Precalienta el horno a temperatura media. Pon las alcachofas en un recipiente que puedas llevar al horno. Agrega por encima la mezcla de cebolla y ajo. Coloca el queso sobre las alcachofas. Ponlas al horno por unos 10 a 15 minutos (hasta que veas que el queso se derrita y dore levemente). Disfrútalas solas o como acompañamiento.

Alfalfa

Infusión de alfalfa y menta

⅓   de taza de alfalfa fresca o seca
2 o 3 hojitas frescas o una
      cucharadita de menta seca
1½ tazas de agua caliente

Pon las hierbas en una taza y agrega el agua caliente. Deja reposar por unos cinco minutos. Cuélala y bébela.

Jugo verde con alfalfa

1   taza de alfalfa
½   taza de perejil
½   pepino
½   manzana verde
    Jugo de un limón
8   onzas de agua

Licúa todos los ingredientes y listo.

Aloe vera o sábila

Tintura de gel de aloe vera para distintos usos

Sirve para desinfectar heridas, como enjuague bucal, para masajes en zonas del cuerpo con dolor, para usarse en compresas o para agregarla a un baño de tina, entre otros usos externos.

1   penca de aloe vera
2   onzas de alcohol medicinal
      de 96°
1½ onzas de agua destilada

Pon las hojas en el agua y deja reposar por 10 minutos. Disfrútalo.

Utensilios

1   frasco de vidrio limpio
      y con tapa hermética
1   colador de tela o un trozo
      de tela limpia
1   frasco de vidrio opaco o pintado
      (que no le entre luz externa)

Con una cuchara, quita el gel del interior y ponlo en una licuadora. Licúalo muy bien. Agrega el alcohol y el agua destilada. Vuelve a licuar muy bien hasta que quede homogéneo. Pon la mezcla en el frasco y déjala reposar por al menos 20 días en un lugar fresco (en la alacena de la cocina, por ejemplo). Agita la mezcla de vez en cuando. Idealmente, una vez al día. Pasado el tiempo de reposo, filtra la mezcla a través de un colador de tela o un trozo de tela limpio. Ponla en el frasco opaco o pintado para que no se oxide tan rápidamente. Guárdala en la nevera.

Cataplasma de gel de aloe vera

1 penca de aloe vera

Quita con una cuchara el gel del interior y ponlo en un recipiente. Trata de dejar los trozos enteros para que sea fácil aplicarlos sobre la piel. Pon una capa sobre la herida, picadura o quemadura. Guarda el resto en la nevera y úsalo dos a tres veces al día. Puede durar entre siete y diez días bien cerrado.

Mascarilla de gel de aloe, pepino y limón para mejorar textura de la piel

1 penca de aloe vera
½ pepino pelado y cortado en cubos
1 limón (jugo)

Quita con una cuchara el gel del interior y ponlo en una licuadora. Agrega el pepino y el jugo de limón. Licúa muy bien. Aplica la mezcla en el rostro, el cuello y el escote. Déjalo que actúe por unos 30 minutos. Retírala enjuagándote con agua tibia. También puedes hacer la mascarilla usando solo aloe vera y pepino, y dejarla sobre el rostro como si fuera crema, sin enjuagar. La puedes dejar durante el día, si estás en tu casa, o durante la noche, mientras duermes.

Arándanos agrios

Salsa de arándanos agrios

3 tazas de arándanos agrios
3 tazas de agua
1 taza de jugo de naranja fresco
1 cucharada de ralladura de cáscara de naranja
1 raja de canela
1 taza de azúcar morena o stevia, al gusto

Pon en una olla el jugo de naranja y el azúcar o stevia. Prende el fuego y revuelve hasta disolver el azúcar. Agrega los arándanos, la canela y el agua. Deja que hiervan hasta que los arándanos se abran (aproximadamente 10 minutos). Apaga el fuego y agrega la cucharada de cáscara de naranja rallada. Deja reposar.
Si te gusta la salsa con trocitos, déjala como está. Pero si la prefieres cremosa, pon todo en la licuadora y ya está. Guárdala en la nevera hasta que la uses para acompañar carnes, ensaladas, papas, etcétera.

Arándanos bilberry

Té de arándanos bilberry secos

1 cucharadita de bilberry secos
1 taza de agua caliente

Deja remojar las frutas en el agua por unos 10 minutos y luego bébelo frío o caliente.

Batido de avena y arándanos bilberry (especial para diabéticos)

½ taza de avena cruda o cocida
8 onzas de leche descremada (o leche vegetal)
½ taza de arándanos bilberry frescos, congelados o secos (remojados previamente)

Licúa todos los ingredientes y bébelo durante el día (no como desayuno).

Gelatina con arándanos bilberry

1   paquete de gelatina sin azúcar (puede tener endulzante)
½   taza de arándanos bilberry frescos, congelados o secos
1   taza de agua caliente
1   taza de agua fría
     Endulzante de bajo índice glicémico (opcional, solo en caso de que la gelatina sea natural)

Prepara la gelatina, disolviéndola en una taza de agua caliente. Agrega después el agua fría y las frutas (y el endulzante si lo necesitas). Mezcla y déjala en el congelador por un par de horas.

Árnica

Infusión de árnica para calmar dolores

1   cucharada de hojas secas de árnica o una bolsita de té de la misma
1   taza de agua recién hervida

Deja reposar la bolsita en el agua caliente por 20 minutos. Luego, aplica un poco del agua sobre una toalla pequeña y ponla en el área afectada.

Calmante y antiinflamatorio tópico con tintura de árnica

20   gotas de tintura de árnica (o árnica líquida concentrada)
8   onzas de agua a temperatura ambiente

Diluye el árnica en el agua. Empapa una toalla pequeña y ponla sobre el área afectada o aplícala directamente con la mano.

Arroz de levadura roja

Panquecas rojas estilo asiático

1   taza de arroz de levadura roja
½   taza de leche de tu preferencia (mejor si es de coco o de almendra)
2   huevos (o claras de huevo)
2   cucharadas de azúcar morena (o Stevia)
1   cucharada de canela en polvo
2   cucharadas de aceite de coco
1   manzana cortada en rodajas
1   cucharada de miel
1   cucharada de nueces molidas

Procesa el arroz de levadura roja hasta que quede como harina. Aparte, bate los huevos o claras de huevo. Agrégale poco a poco la harina roja, canela, azúcar, aceite y leche. Mezcla bien hasta que quede cremoso y bien integrado. Calienta una sartén antiadherente y agrega un poco de la mezcla formando una panqueca delgada. Cuando esté cuajada, voltéala. Prepara la cantidad que te alcance con la mezcla. Dóblalas y esparce unas gotas de miel y unas nueces. Sírvelas con las rodajas de manzana.

Avellana de bruja

Loción astringente de avellana de bruja

1   cucharada de hojas y flores de avellana de bruja
1   cucharadita de vinagre de manzana

½ taza de agua
Bolita de algodón

Hierve la hierba por cinco minutos. Apaga y enfría.
Guarda la infusión en un frasco de vidrio.
Aplica con un algodón después de quitar el maquillaje.

Avena

Batido de avena

2 cucharadas de avena cruda
1 taza de agua
1 taza de leche de tu preferencia (de vaca, de almendra, de avena, de coco, de soya)
½ cucharadita de canela en polvo
2 cucharadas de dátiles sin semilla (o puedes usar uvas pasas)
Stevia al gusto

Pon a remojar la avena en la taza de agua durante la noche anterior. Por la mañana, pon el contenido del agua y la avena remojada en una licuadora. Agrega la leche, la canela, los dátiles y la stevia (si te hace falta). Pon a licuar y disfruta.

Loción de avena para el baño

2 cucharadas de avena
1 taza de agua tibia
1 trozo de tela de algodón (o una media de algodón que no uses)

Pon la avena dentro de la tela y arma una bolsita, atándola con una liga. Si usas una media, pon la avena y luego anuda la media para que no se salga. Ponla a remojar en la taza de agua, al menos por un par de horas; se obtiene un mejor resultado si la dejas toda la noche o todo el día. Usa el agua gelatinosa que se forma como jabón para la cara y para el cuerpo. Puedes apretar un poco la bolsa para obtener más gelatina. Aplícala especialmente en las zonas donde tienes reseca la piel o alguna erupción.

Azafrán

Té de azafrán

¼ de cucharadita de azafrán (0.5 mg aproximadamente)
1 cucharada de miel o agave (opcional)
1 taza de agua recién hervida

Pon el azafrán y la miel en el agua. Revuelve y bébelo dos veces al día.

Aromaterapia de azafrán para combatir la ansiedad

1 incienso de azafrán o ¼ de cucharadita de azafrán

Enciende el incienso o bien pon el azafrán en un quemador de aceites esenciales, para perfumar el área donde estás.

Bicarbonato de sodio

Bebida de bicarbonato, agua y limón para el dolor de estómago y gastritis

1 litro de agua
1 cucharadita de bicarbonato
Jugo de ½ limón

Mezcla los ingredientes y bébelo durante el día.

Compresas de bicarbonato para picaduras de insectos

1   cucharada de bicarbonato
½   taza de agua tibia
    Toalla pequeña de algodón
    o un trozo de algodón

Mezcla bien el agua y el bicarbonato. Humedece la toalla o el algodón con la mezcla y ponla sobre la piel irritada. Repite cuantas veces sea necesario hasta que sientas alivio.

Exfoliante de bicarbonato para la piel

1   cucharada de bicarbonato
    de sodio
1   cucharada de aceite de coco

Mezcla bien los ingredientes. Aplica la mezcla sobre el rostro con movimientos circulares y suaves. Ponla especialmente en zonas como la nariz, la barbilla y la frente, o donde veas mayor porosidad de la piel o donde se acumule más grasa. Enjuaga con agua tibia y seca con una toalla de papel desechable.

Cacao

Batido de cacao

2   cucharaditas de cacao crudo
    en polvo
8   onzas de leche de coco
    o almendra bien fría
½   cucharadita de canela en polvo
    Stevia al gusto

Mezcla todos los ingredientes en la licuadora y procésalos. Disfrútalo de inmediato.

Brownie de cacao crudo

½   taza de cacao crudo en polvo
2   cucharadas de virutas de cacao
    (cacao nibs)
1   taza de almendras o nueces
    (pueden ser mezcladas)
1   taza de dátiles sin semilla,
    picados
2 o 3 cucharadas de miel o agave

Mezcla en un procesador las almendras o nueces hasta que queden en trocitos pequeños. Si te gusta sentirlas, con más textura, déjalas en trozos más grandes. Colócalas en un recipiente. Pon los dátiles en el procesador junto al cacao. Procésalos hasta que se forme una pasta. Si está muy dura, agrégale la miel o el agave, de a poco, para que vaya incorporándose y ayude a mezclar. Pon la mezcla en el recipiente junto a las nueces y almendras. Mezcla y dale la forma en un molde que puedas poner en la nevera. Espolvoréalo con las virutas de cacao. Ponlo en la nevera por un par de horas y luego disfrútalo.

Caléndula

Infusión de caléndula

1   cucharadita de caléndula
    deshidratada (o un sobre)
1½ tazas de agua caliente

Remoja las flores deshidratadas en el agua durante 10 minutos. Cuélalas (no las botes, úsalas para la receta de compresa) y endúlzalas si deseas. Bébela. (También puedes usar esa infusión para la piel inflamada: rostro, extremidades, hemorroides, etcétera.)

Aceite concentrado de caléndula

1   taza de caléndula deshidratada
2   tazas de aceite de oliva
    extravirgen

Pon la caléndula en un frasco o una botella y agrega el aceite. El aceite debe cubrir todas las hojas. Tapa bien el frasco o la botella y déjala macerar por al menos un mes en un lugar oscuro y fresco (dentro de alguna gaveta de la cocina). Revisa a diario y muévela para que se impregnen completamente. Si las hojas absorben demasiado aceite, agrega un poco más de este. Cuela el aceite para que te sea más fácil usarlo (o bien deja la mezcla). De preferencia, úsalo dentro de los siguientes 12 meses sobre la piel.

Canela

Café con canela

1   taza de leche de tu preferencia
    (de vaca, de soya, de almendra,
    de coco, etcétera)
    Café colado
½   cucharadita de canela en polvo
1   pizca de nuez moscada en polvo
    Stevia al gusto

Mezcla en la licuadora la leche, el café, la canela, la nuez moscada y la stevia. Sirve y disfruta de inmediato.

Postre de chía y canela

8   onzas de leche de vaca,
    de almendra, de coco o de soya
½   taza de semillas de chía
1   cucharadita de canela en polvo
    Stevia al gusto

Mezcla los ingredientes en un recipiente de vidrio. Ponlo en el congelador por al menos dos horas hasta que la chía se vuelva gelatinosa y se expanda. Luego sírvelo espolvoreando un poco más de canela, si gustas. Disfrútalo.

Cardamomo

Semillas de cardamomo para el mal aliento

1 o 2 vainas de cardamomo

Mastica por unos minutos las semillas. Escupe de vez en cuando si te parece demasiado fuerte, aunque también, sin problema, puedes tragar el jugo que genera al mezclarse con la saliva.

Té de cardamomo

2   vainas de cardamomo
1½ tazas de agua
    Stevia al gusto

En una olla pequeña, pon a hervir el agua con las vainas de cardamomo por unos cinco minutos. Apaga y deja reposar 10 minutos. Endulza con stevia y disfruta tu té caliente o frío.

Batido de chocolate con cardamomo

8   onzas de leche de coco
    o almendra bien fría
½   banana
2   vainas de cardamomo
1   pizca de canela molida
1   cucharadita de cacao puro
    en polvo sin endulzante
    Stevia al gusto

En una licuadora pon la leche, la banana, la canela, el cacao y la stevia. Abre las vainas de cardamomo, quítales las semillas cuidadosamente y ponlas en la mezcla de ingredientes. Licúa todo y disfruta de inmediato.

Ensalada de tubérculos con cardamomo

1   papa pequeña hervida, sin piel, cortada en cuadritos
1   zanahoria ligeramente hervida, sin piel, cortada en cuadritos
½   remolacha ligeramente hervida, sin piel, cortada en cuadritos
½   cebolla ligeramente hervida, cortada en cuadritos
1   cucharada de perejil fresco picado
1   cucharada de albahaca fresca picada
    Sal
    Aceite de oliva
    Vinagre balsámico
3   vainas de cardamomo

Mezcla todos los ingredientes en una ensaladera, menos el cardamomo. Muele cuidadosamente las vainas de cardamomo en un mortero y agrégalas a la mezcla de ingredientes. Disfruta tu ensalada como acompañamiento de alguna carne o pescado.

Cardo de leche

Té de cardo de leche

1   cucharada de semillas de cardo de leche o una bolsita de té
1   taza de agua caliente

Deja reposar las semillas o la bolsita en el agua por unos 10 minutos. Endulza si lo deseas y bébelo.

Semillas de cardo de leche

1   cucharada de semillas crudas de cardo de leche

Agrégalas al yogur, postre, avena, ensalada, o puedes comerlas solas o mezcladas con nueces y frutas, como merienda.

Cebada

Infusión caliente de cebada para relajarse

1   taza de cebada
5   tazas de agua

Remoja la cebada por al menos un par de horas. Luego, hiérvela en una olla hasta que esté blanda. No dejes que baje el nivel de agua. No le agregues sal para que puedas usarla en platillos salados o dulces, según prefieras. Cuela la cebada, pero no botes el agua. Una hora antes de dormir, bebe una taza del agua en que se cocinó. Pon el resto del agua en un recipiente de vidrio en la nevera para beberla con miel o usarla de base para tus batidos. En tanto, usa la cebada cocida para preparar un *porridge*, en ensalada o para acompañar la carne.

Porridge de cebada para el desayuno

½   taza de cebada preparada como se hace con el arroz, pero sin sal

1   cucharada de almendras
    en lascas
1   cucharada de nueces
1   taza de bayas frescas mezcladas
    (fresas, frambuesas, moras
    y arándanos azules)
1   taza de leche descremada
    o leche vegetal
1   cucharada de miel o agave

Pon la cebada y la leche en un
recipiente y mezcla bien. Agrégale
las bayas, luego las almendras
y las nueces. Mezcla. Termina
agregándole la miel por encima,
y a disfrutar.

Ensalada de cebada y vegetales

½   taza de cebada preparada como
    se hace con el arroz
½   taza de tomates cereza cortados
    por la mitad
1   taza de hojas de espinaca
⅓   de taza de zanahoria cruda
    rallada
⅓   de taza de pepino cortado
    en cuadritos
⅓   de taza de garbanzos cocidos
1   cucharada de semillas de girasol
    Sal
    Pimienta
    Aceite de oliva
    Vinagre balsámico

Mezcla todos los ingredientes en
un recipiente. Sazónalos con aceite
de oliva, vinagre balsámico, sal y
pimienta al gusto. Disfrútala.

Centella asiática

Té de centella asiática para mejorar la memoria, ajustar el ciclo del sueño, relajarse

½   cucharada de hojas secas
    de centella asiática
1   taza de agua recién hervida

Vierte el agua sobre las hojas secas.
Deja reposar por 15 minutos. Cuélala
y bébela.

Loción para la celulitis

½   taza de crema neutra o aceite
    de vitamina E, de almendras,
    coco u oliva
1   cucharada de tintura de centella
    asiática

Revuelve bien y aplícala sobre las
zonas con celulitis, con masajes
circulares. Déjala que actúe al menos
unas horas, o si se absorbe bien,
déjala hasta tu próximo baño.

Cerezas

Postre de cerezas para dormir mejor

½   taza de cerezas agrias

Cómelas después de cenar, o como
colación, una hora antes de ir a
dormir.

Ensalada para cenar y dormir como un bebé

½   taza de cerezas sin semilla
1½ tazas de lechuga

4 a 6 onzas de pechuga de pavo
cocida o a la plancha
¼ de taza de semillas de calabaza
1 taza de vinagre balsámico dulce
de cereza
Sal rosada
Aceite de oliva

Pon las cerezas al fuego en una sartén, con unas gotas de aceite. Dora levemente y agrega el vinagre balsámico. Deja un par de minutos, revolviendo constantemente. Apaga y quita del fuego. Deja enfriar. En un recipiente, pon la lechuga, el pavo cortado en cuadritos y las semillas de calabaza, sal, aceite y la salsa de cerezas. Disfrútala.

Citronela

Aceite de citronela para ayudar a la concentración

4 gotas de aceite de citronela

Pon las gotas en un pañuelo de tela y déjalo cerca, donde puedas olerlo.

Repelente para insectos de uso en la piel

20 gotas de aceite esencial
de citronela
½ onza de crema hidratante neutra
(20 cucharadas
aproximadamente)

Mezcla la crema con el aceite esencial en una botella plástica limpia o en cualquier otro recipiente. Úsala sobre la piel antes de salir al aire libre.

Clavo de olor

Clavo de olor para el mal aliento

1 clavo de olor

Mastica el clavo de olor por unos minutos. Poco a poco irá soltando su aceite, combatiendo los gérmenes que causan el mal aliento.

Ungüento para el dolor de cabeza y jaqueca

3 clavos de olor
¼ de taza de agua
1 cucharadita de sal

Pon a hervir el agua con los clavos de olor por cinco minutos. Apaga y deja reposar. Toma una cucharada de agua y mézclala con la sal hasta formar una pasta. Aplícala alrededor de la frente y las sienes, masajeando suavemente (cuidado con los ojos). Déjala por 15 minutos. Luego, enjuaga con agua fría.

Crema para el dolor de muelas, dientes y encías

1 cucharada de aceite esencial
de clavo de olor
1 cucharada de aceite de coco
o de oliva

Mezcla bien ambos aceites en un recipiente de cristal limpio y luego pásalo por tus encías suavemente con una bolita de algodón o con tu dedo. Déjalo ahí por unos minutos. Escupe lo que te sobre. No es necesario enjuagar.

Loción limpiadora de la piel contra el acné

3   gotas de aceite de clavo de olor
1   cucharada de miel cruda
    de abeja

Mezcla muy bien el aceite y la miel. Aplícala sobre las zonas afectadas. Déjala actuar por 15 minutos. Enjuaga con agua tibia.

Cohosh negro

Té de extracto de cohosh negro

1½ tazas de agua
½   onza de extracto de cohosh
    negro
1   varita de canela
    Stevia al gusto

Pon a hervir el agua con la varita de canela. Déjala que hierva por cinco minutos. Apaga. Agrega el extracto de cohosh negro y stevia al agua recién hervida. Disfrútala.

Cúrcuma

Batido de cúrcuma

1   cucharadita de cúrcuma
¼   de cucharadita de canela
¼   de cucharadita de pimienta
    negra
1   taza de papaya picada
8   onzas de leche de coco
    o de almendra bien fría
    Stevia al gusto

Licúa todos los ingredientes y bébelo de inmediato.

Batido verde antiinflamatorio

1   cucharadita de cúrcuma en polvo
½   cucharadita de jengibre en polvo
¼   de cucharadita de pimienta
    negra
    Jugo de un limón
½   taza de pepino
½   taza de apio
8   onzas de agua

Licúa los ingredientes y bébelo de inmediato. Hazlo diariamente como merienda por al menos una semana, para ver resultados.

Crema de zanahoria y calabaza con cúrcuma

1   cucharada de cúrcuma en polvo
2   tazas de calabaza picada
1   diente de ajo
½   taza de cebolla picada
2   zanahorias limpias
4   tazas de agua
1   cucharada de semillas
    de calabaza horneadas
    Sal
    Pimienta negra
    Aceite de oliva

Pon a cocinar la calabaza, la cebolla, la zanahoria y el ajo con el agua. Sazona con sal, pimienta negra y la cúrcuma. Cuando los vegetales estén blandos, retíralos del fuego. Deja enfriar un poco y procésalos hasta que quede una crema suave. Sirve rociando con aceite de oliva y las semillas de calabaza.

Diente de león

Té de diente de león

1   cucharadita de hojas, flores
    o raíz, o una bolsita de estos
1   taza de agua caliente

Deja reposar la hierba en el agua por unos cinco minutos. Cuélala, endúlzala si deseas y bébela.

Espirulina

Panquecas con espirulina

½   taza de avena molida
1   huevo
2   cucharadas de leche baja
    en grasa o leche vegetal
1   cucharada de miel o agave
1   cucharada de espirulina
½   cucharadita de aceite de oliva

Mezcla la avena, el huevo, la leche, la miel o el agave y la espirulina en un procesador. Calienta una sartén antiadherente con unas gotas de aceite. Prepara una o dos panquecas con la mezcla, dependiendo del grosor que gustes. Rellénala a tu gusto con frutas, dulce de leche o mermelada y nueces.

Sopa de cebolla y espirulina para combatir estados gripales

1   cebolla picada
1   diente de ajo picado
2   tazas de caldo de pollo bajo
    en sodio
1   huevo (o dos claras de huevo)
1   cucharada de aceite de oliva
    Pimienta cayena

Sal al gusto
1   cucharada de espirulina

Sofríe la cebolla y el ajo en el aceite, con sal y pimienta. Una vez dorada, le agregas el caldo y dejas hervir por 15 minutos. Cuando esté a punto, agrega el huevo, batiéndolo para que se integre. Apaga y, cuando vayas a servirla, agrega la espirulina, revolviendo bien para integrarla (no la agregues antes para que no pierda propiedades).

Fenogreco

Crema natural de fenogreco y vinagre de manzana (tratar caspa y problemas de la piel)

2   cucharadas de semillas
    de fenogreco
1   taza de agua
½   taza de vinagre de sidra
    de manzana

Remoja las semillas en el agua durante varias horas (o desde la noche anterior). Muélelas en un mortero. Luego, agrégale el vinagre y mezcla. Aplícala en el cuero cabelludo. Ponte una gorra plástica y deja que actúe durante una hora. Después, lava y enjuaga el cabello como lo haces regularmente.

Flor de Jamaica

Paletas heladas de flor de Jamaica

½   taza de flor de Jamaica
1   taza de jugo de naranja fresca,
    colada, sin pulpa

8   onzas de agua
     Stevia líquida

Pon a hervir el agua. Quítala del fuego y déjala reposar por unos minutos. Agrégale las hojas de flor de Jamaica y déjalas reposar hasta que se enfríe. Luego, cuela la infusión. Agrégale el jugo de naranja y si lo quieres más dulce, unas gotitas de stevia. Viértela en moldes plásticos de paleta helada o en recipientes pequeños, como vasos plásticos. Ponla en el congelador por un par de horas. Si utilizas vasos plásticos, ponlos en el congelador por 40 minutos y luego inserta un palito de madera para helado en el medio. Vuelve a congelar por un par de horas. Disfrútalas cuando quieras.

Bebida de flor de Jamaica con jengibre

¼   de taza de té de flor de Jamaica
16   onzas de agua
¼   de taza de jengibre fresco picado (o triturado)
1   vara pequeña de canela (o media cucharadita de canela en polvo)
4   clavos de olor

Pon a hervir el agua con la canela y los clavos de olor. Apaga el fuego y deja que la cocción repose unos minutos. Agrega el té de Jamaica, el jengibre y deja reposar por unos 15 minutos más. Antes de servirlo, cuélalo. Puedes disfrutarlo caliente, a temperatura ambiente o ponerlo en la nevera para beberlo bien frío. Agrega hielo y unas gotas de stevia, si lo prefieres.
Si tienes gripe o sientes algún malestar en la garganta, puedes agregarle una cucharadita de miel de abejas (si padeces de diabetes no uses miel).

Postre saludable de gelatina de flor de Jamaica

½   taza de flor de Jamaica
2   tazas de agua recién hervida
1   paquete de gelatina sin sabor
½   taza de arándanos azules
     Stevia líquida

En un molde de vidrio resistente al calor y al frío, pon a remojar la flor de Jamaica con una taza de agua caliente durante 20 minutos. Cuela la infusión. Luego, disuelve la gelatina en otra taza de agua caliente. Agrégale la taza de infusión concentrada de té de Jamaica. Agrégale stevia al gusto. Añade los arándanos. Pon todo en el molde y déjalo en el refrigerador por una hora. Disfruta de tu gelatina.

Salsa o aderezo de flor de Jamaica

½   taza de flor de Jamaica
½   taza de agua recién hervida
2   cucharadas de vinagre balsámico
4   cucharadas de aceite de oliva
1   cucharada de miel (si no padeces de diabetes)
1   pizca de sal rosada
1   pizca de pimienta negra

Pon a remojar durante una noche la flor de Jamaica en el agua hervida. Al día siguiente, cuela la mezcla de infusión muy concentrada. Ponla en un frasco de vidrio y agrégale el resto de los ingredientes. Mezcla muy bien antes de usar sobre tu ensalada favorita.

Frambuesas

Batido multivitamínico con frambuesas

8   onzas de agua fría
1   taza de frambuesas frescas o congeladas
1   pera
½   pepino verde

Mezcla todos los ingredientes en una licuadora y disfrútalo de inmediato.

Yogur, granola y frambuesas

½   taza de frambuesas frescas
1   taza de yogur
⅓   de taza de granola
1   cucharada de semillas de chía
1   cucharadita de miel, si gustas

Pon el yogur en un recipiente, agrega la granola, las frambuesas y encima la chía. Termina rociando la miel por encima y disfrútalo.

GABA
(Ácido gamma-aminobutírico)

Batido de kéfir (fuente de GABA) y frambuesas

8   onzas de kéfir natural, sin azúcar
½   taza de frambuesas
    Stevia o miel

Pon todo en una licuadora y procesa. Bébelo por la tarde o una hora antes de irte a dormir.

Kimchi coreano casero

1   col china (lechuga napa) cortada en trozos

6   tazas de agua destilada
4   cucharadas de sal
4   dientes de ajo picados finamente
1   trocito de jengibre picado finamente
5   cebollines cortados en trocitos (incluye el tallo)
1   cucharada de azúcar morena
2   cucharadas de salsa de pescado
2   cucharadas de ají japonés en polvo

Disuelve la sal en el agua hasta que quede una intensa salmuera. En un recipiente grande, de vidrio, pon la col y cúbrela con la salmuera. Cubre el recipiente con un plato de loza o una tapa de vidrio (no uses plástico ni metal), para que toda la col quede sumergida. Déjala reposar toda una noche.

Al día siguiente quita la col de la salmuera, pero no elimines esa agua, pues la usarás nuevamente. En un recipiente, mezcla la col con el resto de ingredientes. Puedes hacerlo con la mano para impregnarla sin destruirla. Agrégale la salmuera y pon nuevamente la col con la mezcla en el recipiente de vidrio. Si no cabe, divídela en dos, y ponla en frascos más pequeños. Déjala que fermente por al menos tres días antes de disfrutarla como acompañamiento de cualquier platillo que desees. Puedes dejarla fermentar durante meses. Todo depende de qué tan intenso te guste el sabor. Debe fermentar en un lugar oscuro, a temperatura ambiente. No la refrigeres, al menos en el primer mes.

Garra del diablo

Té de garra del diablo

3   g de extracto seco de garra
    del diablo o harpagocito,
    o 2 ml de su versión líquida
1   taza de agua caliente

Prepara el extracto en el agua. Deja
reposar por unos minutos. Endulza si
gustas y bébelo dos veces al día.

Loción para friegas de garra del diablo

1   cucharadita de garra del diablo
    líquida
1   cucharadita de aceite
    de almendras

Mezcla los ingredientes en un
recipiente de vidrio y aplícala en la
zona con dolor.

Genciana

Masticable natural de genciana para estimular el apetito

1   trocito de raíz de genciana

Lava y pela muy bien la raíz. Córtala
en trocitos y mastícala.

Infusión de genciana para las flatulencias y para estimular el hígado

1   cucharadita de raíz de genciana
    fresca o en polvo
1½ tazas de agua

Hierve la raíz en el agua por cinco
minutos. Apaga y déjala reposar
otros cinco minutos. Bébela.

Tónico frío de genciana

1   cucharada de genciana
1   taza de agua (o agua mineral)
    fría

Deja reposar la genciana en el agua
por unas cuatro horas en la nevera.
Luego bébela.

Ginkgo biloba

Extracto estandarizado de ginkgo biloba

15 gotas de extracto de ginkgo
    biloba
1   vaso de agua fresca
1   cucharadita de miel

Disuelve la miel y las gotas en el
agua. Bébelo todo. Repite esto una o
dos veces más durante el día.

Glucosamina

Crema de mariscos

1   taza de mariscos surtidos,
    con sus conchas
1   taza de camarones crudos
    enteros (con caparazón)
½   taza de zanahoria
1   papa pequeña
½   taza de tomates deshidratados
4   tazas de agua
    Sal
    Jugo de limón
1   cucharada de perejil picado

Cocina, con sal y el agua, la papa, la zanahoria y los tomates. Cuando estén un poco blandos, agrega los mariscos y los camarones enteros. Apaga cuando estén listos y deja reposar. Quita las conchas de los mariscos y ponlos en una licuadora. Agrega todo el resto de la sopa, incluyendo los caparazones. Licúa hasta que quede cremoso. Sirve con unas gotas de limón y el perejil.

Grosella negra

Concentrado de vitamina C

8   onzas de jugo de manzana
    sin azúcar
1   taza de grosellas negras frescas,
    congeladas o deshidratadas
⅓   de taza de tomillo fresco
⅓   de taza de perejil fresco

Mezcla todos los ingredientes en una licuadora y disfruta.

Batido de grosellas negras rico en calcio

1   taza de yogur griego de vainilla
8   onzas de jugo de grosellas
    negras (también puedes usar
    jugo de manzana)
1   taza de grosellas negras frescas,
    congeladas o deshidratadas

Si utilizas grosellas deshidratadas, déjalas remojando en el jugo al menos por un par de horas. Pon todos los ingredientes en una licuadora, licúa y disfruta.

Hierba de San Juan

Aceite esencial de hierba de San Juan o "aceite hipérico" para dolores menstruales, depresión, síntomas de menopausia, etcétera

1   botellita de aceite esencial

Toma una cucharadita de aceite hipérico tres veces al día.

Té de hierba de San Juan para dolores menstruales, cólicos estomacales y para dormir

1 o 2 cucharadas de hierba seca
    de San Juan (o una bolsita de té)
1   taza de agua recién hervida

Deja reposar la hierba en el agua por 10 minutos, cuela y bébela, especialmente antes de dormir. Puedes tomar dos o tres tazas al día.

Hinojo

Infusión de raíz de hinojo para eliminar líquido del cuerpo, bajar la presión y apoyar la salud ocular

2   onzas de raíz (tubérculo)
4   tazas de agua

Hierve el agua con la raíz por al menos 10 minutos. Apaga y deja reposar otros 10 minutos. Cuela y bebe dos tazas al día.

Cataplasma de hinojo para calmar cólicos estomacales

    Hojas de hinojo
4   tazas de agua

Hierve por 10 minutos las hojas en el agua. Deja que se enfríen y ponlas directamente sobre el vientre o estómago. Déjalas que actúen por unos 20 minutos.

Hongos shiitake

Ensalada de setas shiitake deshidratadas

½   taza de setas shiitake deshidratadas (entre 15 y 12 piezas aproximadamente)
1   taza de agua caliente
½   taza de zanahoria rallada
1   taza de ensalada mixta primavera (rúcula, lechuga, espinaca)
⅓   de taza de aceitunas negras
⅓   de taza de garbanzos cocidos
⅓   de taza de cilantro fresco picado
    Sal
    Aceite de oliva
    Vinagre balsámico

En un recipiente de vidrio resistente al calor, pon a remojar las setas en agua caliente por unos 15 minutos. Cuela el contenido y pon las setas sobre una toalla de papel para que esta absorba el agua. Pon todos los ingredientes en un recipiente, agrega la sal, el aceite y el vinagre balsámico. Mezcla bien y disfruta.

Si prefieres las setas más crujientes, no las remojes y deja que el aliño de la ensalada las suavice levemente.

O simplemente agrégalas al final, espolvoreándolas sobre la ensalada.

Jengibre

Jengibre fresco con manzana y miel para combatir mareos, vómitos, náuseas y dolores de articulaciones

1   trocito de jengibre fresco, pelado y picado en pedacitos pequeños
1   manzana pelada y cortada en trocitos
½   cucharadita de miel

Unta el jengibre con la miel (si no padeces de diabetes y si te parece demasiado picante). Mézclalo con la manzana. Disfrútalo, masticando despacio.

Extracto de jengibre para combatir mareos, vómitos, náuseas y dolores de articulaciones

20   gotas de extracto de jengibre fresco o envasado
1   taza de agua

Mezcla el jengibre con el agua y bébelo.

Kelp

Ensalada de kelp

1   taza de kelp crudo (*kelp noodles*)
1   taza de ensalada primavera (rúcula, lechuga roja, espinaca)
1   trozo de aguacate picado en cuadritos

1   cucharada de semillas
     de sésamo
½   taza de mango picado
     en cuadritos
     Sal rosada
     Pimienta
     Jugo de limón
     Aceite de oliva

Mezcla en un recipiente el kelp, la ensalada primavera, el aguacate y el mango. Sazona con sal, pimienta, limón y aceite. Termina salpicando con las semillas de sésamo y disfrútala sola o como acompañamiento.

Batido verde con kelp

8   onzas de agua o leche vegetal
2   cucharadas de kelp en polvo
     (1 medida)
1   manzana
½   taza de arándanos azules
1   cucharada de miel o agave

Licúa los ingredientes y bébelo de inmediato. (Puedes variar la receta agregándole espinaca, col rizada, banana, etcétera.)

Rollitos de kelp

4   láminas de kelp deshidratadas
½   taza de arroz integral preparado
2   ramitas de apio cortadas
     en cuadritos
1   trozo de aguacate cortado
     en cuadritos
     Atún enlatado
     Sal
     Jugo de limón
     Aceite de oliva

Pon el apio, aguacate y atún en un recipiente. Alíñalo con sal, limón y aceite. Pon las láminas de kelp sobre una superficie lisa. Humedécelas levemente con el jugo de la mezcla anterior aliñada. Pon sobre estas una capa delgada de arroz, luego una de la mezcla y enrolla cada una. Disfrútalas en tu almuerzo o cena.

L-teanina

Té blanco frío con frutas

3   cucharadas de té blanco
     en hojas
2   rodajas de naranja
½   taza de frutas deshidratadas
     (piña, papaya, albaricoque, uvas
     pasas, etcétera)
½   taza de manzana picada
4   tazas de agua caliente

Pon el té y las frutas deshidratadas en el agua. Cuando esté tibia, agrega la manzana y la naranja. Ponlo en la nevera por un par de horas y disfrútalo bien frío durante el día.

Lavanda

Aceite esencial para tratar heridas y dolor de cabeza

3 o 4 gotas de aceite esencial de lavanda

Aplica el aceite esencial de lavanda en la herida, corte o picadura. Hazlo dos veces al día. Si tienes dolor de cabeza, unta tus sienes con el aceite y masajea suavemente.

Baño de lavanda

4 cucharadas de lavanda seca

Pon la lavanda en media tina con agua caliente. Deja que se remoje al menos media hora, hasta que el agua esté tibia. Sumérgete y relájate un rato antes de ir a dormir.

Limón

Infusión antiséptica con limón

½ taza de jugo de limón
1 taza de agua recién hervida
4 hojas de menta o romero

Pon las hojas de menta o romero en el agua caliente. Deja reposar cinco minutos. Agrega el limón y bébela.

Aromaterapia de limón para mejorar el ánimo

4 gotas de aceite esencial de limón

Enciende un quemador de aceite y agrega la esencia de limón. Ponla en un lugar cercano a donde estés para disfrutar de su aroma.

Llantén mayor

Compresas de llantén mayor (inflamación, irritación, quemaduras, picaduras)

½ taza de hojas secas de llantén mayor o frescas
¼ de taza de agua

Muele las hojas con el agua en la licuadora hasta que se forme una pasta. Ponla directamente sobre la piel afectada. Si las hojas están frescas, puedes ponerlas sin moler. Envuélvelas con una gasa o una tela. Deja que actúe por 30 minutos. Aplícala dos o tres veces diarias.

Ungüento natural de llantén mayor (inflamación, irritación, quemaduras, picaduras)

⅓ de taza de hojas frescas de llantén mayor (de preferencia orgánicas, o bien lavadas, para quitarle los químicos) o secas
⅓ de taza de aceite de oliva
1 cucharada de aceite de árbol de té

Mezcla los ingredientes en un procesador y luego pon la mezcla en un frasco pequeño de vidrio. Úsalo sobre la piel afectada en la zona afectada, tres o cuatro veces al día. Guarda el resto en un lugar fresco o en la nevera. Puede durar algunas semanas (asegúrate de tapar bien el frasco). Revísalo antes de usar.

Maca

Yogur con maca y frutas

1 taza de yogur de tu sabor favorito
½ taza de fresas y manzana cortadas en trocitos pequeños
1 cucharada de maca en polvo
1 cucharada de almendras en lascas
1 cucharadita de miel (opcional)

Licúa el yogur con la maca hasta que la mezcla sea homogénea. Sirve y agrega primero las frutas encima y luego las almendras y la miel. Disfrútalo.

Avena con frutas y maca

½ taza de avena preparada
½ taza de leche descremada
o vegetal
1 cucharada de maca en polvo
½ taza de papaya picada
½ taza de manzana picada
1 cucharadita de semillas de chía
1 cucharadita de miel

Mezcla la leche, la avena y la maca. Agrega las frutas y las semillas de chía encima. Esparce la miel y disfrútala.

Crema de lentejas y maca

1 taza de lentejas cocinadas
(puedes prepararlas solas o con zanahoria, espinaca, cebolla, ajo y calabaza)
1 taza de caldo de pollo
o verduras (si las lentejas están cocidas en poca agua)
1 cucharada de maca en polvo
1 cucharadita de piñones
(*pine nut*)

Licúa las lentejas y el caldo. Caliéntalo. Agrega la maca y mézclalo bien (si quieres, vuelve a licuar para que quede homogéneo). Sirve y agrega los piñones. Disfrútala.

Manzanilla

Lavado de manzanilla para deshinchar los pies y las piernas

4 cucharadas de manzanilla seca
(o cuatro bolsitas de té)
4 taza de agua recién hervida

Deja reposar las bolsitas en el agua por unos 15 minutos. Pon el agua en un recipiente donde puedas poner los pies. Si no tienes un recipiente apropiado, empapa una toalla con el agua y envuelve tus pies y piernas con esta. Hazlo durante unos 20 minutos.

Compresas de manzanilla para bajar la inflamación de los ojos

2 bolsas de té de manzanilla
½ taza de agua caliente

Humedece las bolsas de té en el agua. Déjalas que se enfríen. Luego, ponlas media hora en la nevera para que estén lo más frías posible. Sácalas de la nevera y ponlas sobre tus párpados cerrados por unos 20 minutos.

Infusión de manzanilla para cicatrizar brotes de acné y quitar exceso de grasa de la piel

1 cucharada de manzanilla seca
o una bolsa de té
½ taza de agua caliente

Deja reposar la manzanilla en el agua hasta que esta se enfríe. Empapa una bolita de algodón con la infusión y aplícala sobre tu rostro, especialmente en las zonas que concentran la grasa o donde tengas brotes. Hazlo dos veces a la semana si tienes demasiados brotes. Pero no te excedas para no resecar mucho la piel.

Maracuyá

Infusión de maracuyá y valeriana para dormir

¼ de taza de hojas secas de maracuyá (o una bolsita de té de maracuyá)
¼ de taza de valeriana en hojas o una bolsita de té
1½ tazas de agua
Stevia si lo deseas

Pon a hervir el agua por cinco minutos y agrega las hojas o té de maracuyá. Retira del fuego. Agrega la valeriana y déjalas reposar por 10 minutos. Puedes agregarle unas gotas de stevia. Cuela las hojas y bebe el té unos 30 minutos antes de ir a dormir.

Baño de maracuyá y lavanda para relajarse antes de ir a la cama o calmar dolores menstruales y musculares

½ taza de hojas secas de maracuyá (o dos bolsitas de té de maracuyá)
½ taza de hojas de lavanda (o esencia de lavanda)
1 galón de agua

Pon a hervir el agua y agrega las hojas o té de maracuyá. Si tienes lavanda en hojas, agrégalas también. Deja que hierva durante 10 minutos. Retira del fuego. Déjalas reposar por 10 minutos. Cuela. Si tienes lavanda en esencia, agrégala. Llena la bañera de agua caliente y agrégale la infusión. Disfruta de tu baño antes de ir a la cama.

Melón amargo

Sabji indio de papas, melón amargo y yogur (potaje o guisado)

1 melón amargo
1 papa pelada y cortada en cuadritos
1 cebolla pequeña cortada en cuadritos
1 ajo picado finamente
 Sal
⅓ de cucharadita de cúrcuma en polvo
1 cucharada de azúcar para atenuar el amargor del melón (opcional)
⅓ de taza de yogur sin sabor

Quítale la cáscara al melón amargo una noche antes, pártelo a lo largo por la mitad y quítale las semillas. Córtalo en cubitos. Ponlo en un recipiente de vidrio y cúbrelo con agua. Agrégale sal y déjalo reposar durante la noche para quitarle el exceso de amargor.
Al día siguiente, enjuágalo muy bien con agua fría en abundancia. Pon el melón, las papas, la cebolla y el ajo en una olla o sartén. Agrégale sal, cúrcuma, una taza de agua y ponlos a cocinar a fuego medio. Prueba su sabor. Si te parece muy amargo, agrégale el azúcar. Revuelve constantemente y cocina hasta que todo esté blando. Sírvelo y rocíalo sobre el yogur.

Infusión de melón amargo

4 cucharadas de hojas de melón amargo, picado
4 tazas de agua
 Stevia al gusto

Pon a hervir el agua con las hojas de melón amargo en una olla. Deja hervir por 15 minutos. Apaga y deja reposar. Puedes beberlo frío o caliente. Agrega stevia y bebe de una a tres tazas por día.

Guarda la parte que no bebas en un recipiente de vidrio en la nevera.

Menta

Loción casera de menta para quemaduras de sol, refrescante de la piel, enjuague bucal

2   tazas de agua recién hervida
⅓   de taza de menta fresca o 3 bolsitas de té
1   botellita con atomizador

Pon el agua caliente sobre la menta y deja que repose hasta enfriar. Quedará bastante concentrado. Pon la mezcla en la botellita con atomizador y déjala en la nevera para que quede bien fría. Aplícala en las zonas afectadas o en el rostro para refrescar. También puedes usarla como enjuague bucal, después del cepillado. Si no tienes atomizador, usa una bolita de algodón para aplicarla o en compresas, empapando una toalla.

Descongestionante nasal de menta

2   cucharadas de aceite esencial de menta
4   taza de agua caliente

Pon el aceite en un recipiente resistente al calor. Agrégale el agua. Ponlo sobre una mesa o lugar donde esté firme y seguro. Aspira el vapor que despida. También podrías empapar una esponja o toalla con el aceite esencial y ponerlo en la tina al momento de bañarte. El agua caliente que le caiga generará el mismo efecto.

Aceite de menta para dolores de cabeza, energizarte y mejorar la concentración

2   gotas de aceite esencial de menta

Ponte las gotas sobre la frente y sienes, masajeando suavemente. Ten cuidado de que no entre en los ojos.

Moringa

Vinagreta con aceite de semilla de moringa

¼   de taza de aceite de semilla de moringa
¼   de taza de vinagre balsámico
1   cucharada de jugo de mandarina Sal al gusto

Mezcla bien los ingredientes y agrégala a cualquier ensalada para sazonarla.

Aceite de semilla de moringa para la piel

1   cucharada de aceite de semilla de moringa

Aplícalo directamente en la piel para curar picaduras, acné, brotes o resequedad.

Té antioxidante de moringa

1   cucharada de hojas de moringa
    seca o una bolsa de té
    de moringa
1   taza de agua hervida, no muy
    caliente
1   cucharadita de agave

Pon las hojas en la taza con el agua.
Deja reposar 10 minutos. Agrégale
agave, revuelve y bébelo.

Nimba

Aceite de nimba para tratar problemas de la piel y usar como repelente natural

1   cucharadita de aceite de nimba

Aplica el aceite sobre las zonas
afectadas de la piel o cuando estés
expuesto a picaduras de insectos.

Pasta de nimba y albahaca para tratar caspa, piojos y problemas en la piel

1   taza de hojas de nimba
1   taza de hojas de albahaca

Muele las hojas en un mortero o en
un procesador de alimentos hasta
formar una pasta fina. Aplícala sobre
el cuero cabelludo con masajes
suaves. Déjala actuar por una hora
y luego enjuaga con agua tibia.
La misma pasta la puedes aplicar
sobre la piel, en zonas con hongos o
picazón.

Baño caliente de hojas de nimba para calmar alergias, picazón, hongos y problemas menores de la piel

1   taza de hojas frescas de nimba
    Tina o recipiente grande con
    agua caliente

Pon las hojas en el agua y deja
que se remojen unos 15 minutos,
mientras se enfría un poco.
Cuando esté a una temperatura
adecuada, sumérgete y disfruta de
un baño relajante. Sécate con una
toalla limpia, o una desechable,
especialmente las zonas afectadas.

Nopal

Batido de nopal, limón y semillas de chía

1   penca de nopal fresco
1   limón exprimido (jugo)
1   cucharada de semillas de chía
8   onzas de agua
    Stevia líquida para endulzar

Licúa todos los ingredientes durante
un par de minutos. Bebe el batido.

Batido de nopal, zanahoria y alfalfa

1   penca de nopal
8   onzas de jugo fresco de
    zanahoria, recién preparado
1   taza de alfalfa

Procesa todos los ingredientes y
bébelo.

Batido de nopal, perejil y semillas de chía

1   penca de nopal fresco
⅓   de taza de perejil fresco picado (una o dos ramitas)
1   cucharada de semillas de chía
8   onzas de agua
     Stevia líquida para endulzar

Procesa todos los ingredientes y bébelo lentamente.

Sopa de nopal

3 o 4 pencas de nopal fresco
1   taza de cebolla picada
1   taza de espinaca picada
¼   de taza de cilantro fresco picado
1   diente de ajo picado
4   tazas de agua
     Pimienta
1   pizca de sal
1   cucharadita de aceite de oliva

Lava y corta las pencas de nopal en cuadritos. Luego, pon el nopal junto a la cebolla, el ajo y la sal en una olla, con el agua. Cubre y deja hervir durante 10 minutos. Apaga y deja que repose unos minutos. Agrega la espinaca, el cilantro y la pimienta al gusto. Licúa la mezcla y sírvela agregándole la cucharada de aceite por encima.

Olmo

Infusión de olmo

2   tazas de agua
1   cucharadita de corteza interna de olmo molida
1   varita pequeña de canela

1   trocito de jengibre (o ½ de cucharadita en polvo)
1   cucharadita de miel (opcional)

Pon a hervir el agua. Agrega los ingredientes revolviendo bien. Hierve por un par de minutos. Apaga y deja reposar unos cinco minutos. Bébelo de inmediato.

Cataplasma antiinflamatoria de olmo

1   trozo de corteza interna de olmo (o corteza en polvo diluida en agua)

Golpea un poco la corteza con un mortero o martillo para aflojar sus aceites y jugos. Luego, ponla sobre la zona inflamada o afectada por insectos, heridas menores, etcétera.

Orégano

Inhalaciones de vapor de orégano para problemas respiratorios

1   rama de orégano
2   tazas de agua

Pon a hervir el agua con el orégano. Una vez que hierva, apágala y ponla en algún lugar en el que puedas aspirar el vapor. Cerciórate de que esté en un lugar seguro para evitar accidentes.

Té de orégano

1   ramita de orégano
1   taza de agua caliente

Deja reposar el orégano en el agua

por unos cinco minutos y luego bébela. También puedes usarla para hacer gárgaras.

Aceite esencial de orégano para eliminar bacterias bucales

1   gota de aceite esencial de orégano
1   gota de aceite de oliva

Mézclalos y póntelos debajo de la lengua por unos minutos. Luego, trágalos. Repite esta operación hasta cuatro veces al día.

Ortiga

Infusión de ortiga como diurético

½   cucharada de hojas secas
1   taza de agua caliente

Deja reposar las hojas en el agua caliente, endulza (opcional) y bébela.

Infusión de raíz de ortiga para alergias y para eliminar líquido

1   raíz de ortiga
4   tazas de agua

Hierve la raíz en el agua durante 10 minutos. Luego deja reposar. Cuélala y bébela durante el día. También puedes aplicarla directamente en la piel.

Palma enana

Infusión de palma enana americana

4   tazas de agua

½   taza de arándanos de palma enana americana deshidratados o frescos
1   vara de canela
3   dientes de cardamomo machacados
1   trocito de jengibre fresco
1   estrella de anís
    Miel o stevia al gusto

Pon a hervir en una olla (que no sea de aluminio) los arándanos, canela, jengibre, cardamomo y anís por 30 minutos. Apaga. Deja reposar unos 15 minutos. Agrégale miel o stevia. Guárdalo en un recipiente de vidrio resistente al calor y al frío. Cuélalo al momento de servir frío o caliente.

Perejil

Té de perejil

1   ramita de perejil fresco
1   taza de agua caliente

Remoja el perejil en el agua por unos cinco minutos y luego bébela.

Pasta de perejil para desinflamar piernas, pies, manos, etcétera

1   taza de hojas de perejil
    Un par de gotas de agua (opcional)

Aplasta las hojas en un mortero (o procésalas) y luego aplica la pasta que queda en las zonas afectadas. Cubre con una tela o gasa y deja que actúe por una hora. Hazlo dos veces al día.

Psyllium (cáscara)

Panquecas con psyllium

2 cucharadas de pysllium en polvo sin sabor
1 huevo
2 claras de huevo
½ taza de leche descremada o vegetal
½ taza de avena molida
1 cucharada de sirope, miel o agave
   Frutas de tu elección
1 cucharada de nueces molidas
   Aceite de oliva o coco

Procesa el huevo, las claras, la avena, la leche, el pysillium y el sirope hasta que quede cremoso. En una sartén antiadherente vierte unas gotas de aceite y calienta. Agrega una cantidad de mezcla suficiente para una panqueca delgada. Voltea para dorar por ambos lados. Sírvela con la fruta que gustes y nueces por encima.

Regaliz

Té de regaliz

¼ de taza de raíz de regaliz
1½ tazas de agua

Pon a hervir el agua con la raíz. Deja que hierva un par de minutos. Luego apaga y deja reposar. Bébelo.

Infusión combinada para problemas intestinales, gastritis y úlceras

½ cucharadita de regaliz
½ cucharadita de melisa
½ cucharadita de poleo
½ cucharadita de milhojas (milenrama o yarrow)
2 tazas de agua

Pon a hervir las hierbas por un par de minutos. Apaga y deja reposar. Cuélala y bébela.

Rhodiola

Nastojka, jarabe ucraniano de rhodiola

½ taza de concentrado de rhodiola
½ taza de vodka de 80 grados

Mezcla ambos ingredientes en un recipiente de vidrio y deja reposar la mezcla por una semana en alguna gaveta o en un lugar donde no le llegue demasiada luz. La mezcla tomará un color rojo. Bebe una cucharada al menos 30 minutos antes de ir a dormir.

Sacha inchi

Batido de sacha inchi y bayas

8 onzas de leche de coco
½ taza de sacha inchi
1 taza de fresas
½ taza de arándanos azules
½ taza de frambuesas
   Stevia al gusto

Pon todos los ingredientes a licuar y disfruta.

Aderezo con aceite de sacha inchi

1 cucharada de aceite de sacha inchi

1 cucharada de vinagre balsámico
2 cucharadas de jugo de limón recién exprimido
1 cucharada de jengibre fresco rallado
1 cucharadita de cúrcuma en polvo
¼ de taza de albahaca fresca picada
¼ de taza de perejil fresco picado
¼ de taza de cilantro fresco picado
1 aguacate pequeño
Sal al gusto
Pimienta negra al gusto

Procesa parte de la albahaca, el perejil y el cilantro con el resto de los ingredientes hasta obtener una crema. Sazónalo. Agrégale el resto de hierbas y mezcla con una cuchara de madera. (Si no te gusta sentir la textura de las hierbas, ponlas todas en el procesador.) Disfruta con tu ensalada o sobre unas patatas, carne, etcétera.

Sales de Epsom

Loción facial de sales de Epsom para acné y puntos negros

2 cucharadas de sales de Epsom
1 taza de agua

Disuelve muy bien las sales en el agua. Con una bolita de algodón, aplica la solución en el rostro ya limpio, sin maquillaje. Deja que actúe por al menos 15 minutos y luego enjuaga con agua tibia. Sécate el rostro con una toalla de papel.

Mascarilla facial de sales de Epsom para acné y puntos negros

½ cucharada de sales de Epsom
1 cucharada de jugo de limón
1 cucharada de coñac o brandy (contienen ácido elágico que es un potente antioxidante)
1 cucharada de yogur griego sin sabor (rico en ácido láctico)

Mezcla todos los ingredientes hasta formar una pasta. Aplica la mascarilla en las áreas del rostro afectadas. Déjala que actúe por al menos 20 minutos. Quítala y enjuaga con agua fría. Seca la piel con una toalla de papel.

Baño de sales de Epsom para desinflamar piernas y pies y calmar el dolor muscular y de articulaciones

2 tazas de sales de Epsom por galón de agua tibia

Disuelve las sales en el agua, ya sea en una bañera o en un recipiente, y pon las piernas y pies adentro durante 30 minutos. Si prefieres, prepara la mezcla en un recipiente, empapa una toalla con esta y aplícala como compresa durante 30 minutos.

Salvia

Tinte de salvia para tratar afecciones de la piel

¼ de cucharadita de salvia seca
¼ de taza de agua caliente

Pon la salvia seca en una taza y agrégale el agua caliente. Deja reposar hasta que el agua se enfríe. Cuélalo y mézclalo con más agua para lavados de zonas con infecciones.

Aromatizante y repelente de salvia

10   gotas de aceite esencial de salvia
4   cucharaditas de aceite de oliva (puedes reemplazarlo con agua)

Mezcla los ingredientes en una botella de vidrio y aplícalo directamente en la piel. Si usas agua, puedes rociarlo en el ambiente.

Semillas de calabaza

Crema de calabaza

1   calabaza mediana, sin cáscara, cortada de trozos
2   zanahorias
1   taza de puerros
½   taza de cebolla picada
2   cucharaditas de cúrcuma
     Sal
     Pimienta negra
⅓   de taza de albahaca fresca picada
⅓   de taza de perejil fresco picado
4   tazas de agua
3   cucharadas de las semillas de calabaza frescas
     Aceite de oliva

Separa las semillas de calabaza para prepararlas aparte. Pon a hervir la calabaza, la cebolla y las zanahorias hasta que estén blandas. Apaga y agrégale el puerro. Deja reposar por unos 20 minutos. Agrega sal, pimienta, cúrcuma, albahaca y perejil. Licúa. Pon las semillas de calabaza en una sartén con unas gotas de aceite. Deja que se doren un poco y retíralas. Sirve la crema con unas gotas de aceite de oliva y las semillas. Disfrútala.

Postre de frutas y mermelada de calabaza

½   calabaza sin cáscara, cortada en rodajas
2   cucharadas de canela en polvo
     Azúcar morena (o stevia)
2   cucharadas de semillas de calabaza frescas o deshidratadas, sin sal
1   cucharada de nueces picadas
½   banano
1   manzana

En una sartén antiadherente, pon a dorar la calabaza, espolvoreándola con la canela y el azúcar (o stevia), a fuego suave. Voltéala constantemente para que no se queme; la idea es suavizarla sin quemarla. Cuando esté lista, deja que se enfríe. Procesa hasta que quede cremosa. Pon la mezcla en un frasco de vidrio y guarda en la nevera lo que no utilices. Corta el banano y la manzana en rodajas y sírvelos. Pon en un procesador las semillas de calabaza y las nueces hasta que queden del tamaño que te gusta para espolvorearlas sobre tu postre. Agrega unas cucharadas de mermelada de calabaza sobre tu fruta y espolvorea las semillas. Disfrútalo.

Semillas negras

Té de semilla negra

1 cucharada de semillas negras
1 taza de agua recién hervida
  Stevia al gusto

Agrega las semillas a la taza de agua. Deja reposar por 10 minutos. Luego endúlzala al gusto y disfrútala.

Ensalada con semillas negras

1 taza de rúcula
1 tomate cortado en cuadritos
½ pepino cortado en cuadritos
½ taza de garbanzos cocidos
  Sal
  Vinagre balsámico
  Aceite, a tu elección
1 cucharada de semillas negras

Mezcla los ingredientes en un recipiente y disfrútala como almuerzo o cena.

Sen

Sen líquido para el estreñimiento

½ cucharadita de jarabe de sen
12 onzas de agua

Toma el sen líquido con el agua. Hidrátate muy bien durante las horas posteriores a su uso.

Sen en suplemento para el estreñimiento

1 tableta de sen en suplemento
  (50 mg para estreñimiento
  medio y 100 mg para
  estreñimiento severo)

12 onzas de agua (al menos)

Toma la tableta con el agua. Continúa hidratándote en las horas posteriores.

Mascarilla para el acné y otros problemas en la piel

½ taza de hojas de sen
2 cucharadas de aceite de coco

Muele en un mortero o en un procesador las hojas de sen y el aceite de coco hasta que quede una pasta. Limpia tu piel de maquillaje e impurezas. Aplica la pasta en las zonas con problema (no la acerques a los ojos). Deja que actúe por unos cinco minutos. Enjuaga la piel con agua tibia y seca con una toalla.

Enjuague para las hemorroides

½ taza de hojas de sen
4 tazas de agua hervida

Deja reposar las hojas en el agua hasta que esta se entibie. Luego, cuélala y usa el agua para un lavado anal (externo). Seca con una toalla de papel desechable.

Té verde matcha

Batido de frutas y matcha

1 cucharada de té verde matcha
  en polvo
4 onzas de agua fría
4 onzas de leche vegetal fría
  (almendras, soya, coco, etcétera)
1 manzana cortada en trozos
1 kiwi
  Stevia

Licúa todos los ingredientes. Disfrútalo a media mañana o antes de hacer ejercicio.

Batido verde con matcha

1   cucharada de té verde matcha en polvo
8   onzas de agua fría
1   rama de apio
1   taza de espinacas
1   manzana verde
1   cucharadita de jugo de limón

Licúa todos los ingredientes. Disfrútalo como merienda de media mañana o tarde.

Tomillo

Infusión de tomillo para problemas de la garganta, enjuagues bucales e infecciones

1   cucharadita de hierba seca o de hojas frescas de tomillo
1   taza de agua caliente

Deja reposar la hierba en el agua caliente unos minutos. Luego bébela. Esa misma infusión la puedes usar para enjuagarte la boca.

Compresas de tomillo para problemas de la garganta

1   taza de hojas y flores frescas o deshidratadas
1   taza de agua caliente

Remoja el tomillo en el agua por unos minutos, hasta que se enfríe. Luego, cuélalo y pon la hierba sobre una tela o gasa limpia. Aplícala directamente en la zona del cuello, alrededor de las amígdalas o en donde tengas dolor. Deja que actúe por unos 20 minutos. Agrégale unas gotas del líquido restante para refrescarla, si lo necesitas.

Repelente casero de tomillo

16   gotas de aceite esencial de tomillo
4   cucharaditas de aceite de oliva (puedes reemplazarlo con agua)

Mezcla los ingredientes en una botella de vidrio y aplícalo directamente en la piel.

Loción astringente y antibacterial de tomillo para el acné

1   taza de tomillo seco o fresco
1   taza de vinagre de manzana

Pon el tomillo en un frasco o botella de vidrio y agrega el vinagre de tal manera que lo cubra por completo. Puedes añadir un poco más de vinagre si hace falta. Ponle la tapa al frasco y déjalo en un lugar oscuro durante dos semanas. Agítalo de vez en cuando para que se empape por completo. Pasado el tiempo, cuélalo y guárdalo en una botella o frasco de vidrio, siempre en un sitio oscuro. Empapa un algodón con esta loción y úsala cuando lo necesites (dura un año).

Verbena de limón

Sorbete de verbena de limón

½   taza de verbena de limón fresca, o 1 cucharadita de hierba seca

½ cucharadita de hibisco seco
1 taza de agua caliente
1 taza de hielo
1 cucharada de miel, agave
o stevia
1 cucharadita de jugo de limón

Pon las hojas de verbena de limón e hibisco en un recipiente resistente al calor. Agrega el agua caliente. Deja reposar hasta que se enfríe. Luego cuélalo.
Pon el té, que debe estar muy cargado, en una licuadora o máquina de hacer helado. Agrégale el hielo, el jugo de limón y el endulzante, si lo deseas. Bate hasta que quede muy suave. Sírvelo con un pitillo o popote y disfrútalo.

Aceite aromático a verbena de limón

2 tazas de aceite de oliva
extravirgen
1 taza de hojas frescas de verbena
de limón

Aplasta suavemente en un mortero (o con una cuchara de madera) las hojas de verbena, para que suelten sus aceites naturales.
Aparte, en una sartén, calienta el aceite hasta que casi comience a humear, con cuidado de no quemarlo. Quítalo del calor. Añádele las hojas aplastadas, cuidando que queden cubiertas por el aceite. Cúbrelo con una tapa o plato y deja que reposen al menos un par de horas. Cuela y utiliza el aceite para aliñar ensaladas, carnes, patatas, etcétera.

Vinagre de sidra de manzana

Loción astringente de vinagre de sidra de manzana para la piel

1 cucharada de vinagre de sidra
de manzana
2 cucharadas de agua

Mezcla el vinagre con el agua. Aplica con una bolita de algodón sobre la piel, después de haber quitado el maquillaje.

Lavado de vinagre para desinflamar los pies y eliminar hongos

1 taza de vinagre de sidra
de manzana
1 galón de agua tibia

Mezcla el vinagre con el agua en un recipiente grande. Pon los pies en el recipiente y déjalos reposar ahí por unos 20 minutos. Seca muy bien con toalla de papel.

Yacón

Ensalada de yacón

½ yacón rallado
1 remolacha pequeña cruda
y rallada
1 taza de espinaca
1 taza de rúcula
1 tomate cortado en cuadritos
⅓ de taza de albahaca fresca
⅓ de taza de perejil picado
1 cucharada de vinagre balsámico
2 cucharadas de queso mozzarella
rallado (quesillo fresco o tofu)

1   cucharada de aceite de oliva
     Sal al gusto

En un recipiente mezcla el yacón, la remolacha, la espinaca, la rúcula, el tomate, el perejil y la albahaca. Sazona con vinagre, aceite y sal. Sirve y espolvorea el queso encima. Disfruta.

Mermelada de yacón

2   raíces de yacón limpias
     y cortadas en cuadritos
     Stevia líquida
1   taza de agua
2   gramos de ácido cítrico
     (opcional, en caso de que debas
     guardarla por un tiempo)

Licúa el yacón con el agua. Agrega stevia si gustas. Pon la mezcla en una olla y hiérvela. Cuando esté a punto de ebullición, agrega el ácido cítrico (si la vas a consumir de inmediato, no necesitas usarlo). Revuelve constantemente y deja hervir hasta que obtenga una consistencia cremosa. Enfría y disfruta. Puedes guardar el resto en un recipiente de vidrio, bien sellado.

Zanahoria

Jugo de zanahoria y espinaca para el estreñimiento

8   onzas de jugo de zanahoria
     fresca y cruda
1   taza de espinaca fresca
2   cucharadas de jugo de limón

Pon todos los ingredientes en la licuadora. Procésalos. Bébelo de inmediato.

Batido de frutas y zanahorias

1   taza de jugo de zanahoria fresca
     y cruda
1   taza de jugo de naranja fresca
1   taza de jugo de toronja fresca
1   manzana

Pon todos los ingredientes en una licuadora y procésalos. Disfrútalo de inmediato.

Ensalada de zanahoria y pasas

3   zanahorias peladas
1   cucharada de uvas pasas
1   cucharada de grosellas negras
     deshidratadas (*black currant*)
1   cucharadita de piñones
     (pine nuts)
     Sal
     Aceite de oliva
     Jugo de limón

Cocina levemente las zanahorias al vapor durante no más de 15 minutos para que no se ablanden demasiado. Luego ponlas en agua fría por unos minutos. Corta las zanahorias en rodajas y ponlas en una ensaladera. Agrégales las uvas pasas, las grosellas negras y los piñones. Sazona con sal, limón y aceite. Disfrútala durante el almuerzo o cena para acompañar cualquier proteína.

Zinc

Crema de frijoles de tu elección

1   taza de frijoles cocinados
½   taza de calabaza hervida
½   taza de agua (puedes usar la que
     usaste para cocinar los frijoles
     o la calabaza)

½ taza de espinacas
1 cucharada de aceite de oliva
1 cucharadita de semillas
   de girasol
   Sal

Licúa los frijoles (uno de los productos más ricos en zinc), el agua, la calabaza, las espinacas y la sal. Calienta. Sirve y agrega el aceite encima. Luego esparce las semillas de girasol. Disfruta.

Batido de frutas rico en zinc

   Jugo de una naranja
   Jugo de una toronja
   Jugo de una lima
2 kiwis enteros cortados
1 manzana

Licúa todos los ingredientes y disfrútalo de inmediato.

Batido verde rico en zinc

6 onzas de agua
1 taza de espinacas
1 cucharada de espirulina en polvo
   o kelp en polvo
1 cucharada de semillas de girasol
1 manzana verde
   Jugo de una lima

Licúa todos los ingredientes y disfrútalo de inmediato.

Café

Café con ginkgo biloba para abrir las vías respiratorias

1½ tazas de agua
2 cucharadas de café
2 hojitas de ginkgo biloba

Cuela el café en la cafetera que usas regularmente. Cuando esté listo, agrégale el ginkgo biloba y déjalo reposar por 10 minutos. Bebe el café.

Sobre las fuentes

He consultado numerosas fuentes que respaldan científicamente cada uno de los remedios que forman parte de este libro. La mención de los cientos de documentos, estudios y artículos científicos y especializados resulta muy extensa para incluirlos en este volumen. Por lo tanto, invito a los lectores interesados en revisar las fuentes consultadas a descargar la bibliografía completa y ordenada por remedios en el siguiente enlace: www.santoremediobibliografia.com

Agradecimientos

Este libro no hubiese sido posible sin la ayuda de Dániza Tobar, Penguin Random House Grupo Editorial y Univision Enterprises. Tampoco hubiese sido posible sin la comprensión de los miembros de mi familia, quienes me comparten con todos ustedes, pues comprenden también la misión de ayudar a nuestra comunidad.

Doctor Juan Rivera

El doctor Juan Rivera es médico internista, con especialidad en cardiología y estudios realizados en el prestigioso Johns Hopkins University Hospital. Autor del bestseller *Mejora tu salud de poquito a poco*, es experto médico para la cadena Univision en programas como *Despierta América*.

Su credibilidad, experiencia, cercanía y carisma lo han convertido en el líder indiscutido en temas de salud en la comunidad hispana. Fue cocreador y conductor del exitoso programa *Strange Medicine* (*Medicina Desconocida*) que se transmitió por las cadenas Fusion y Univision, y a través del circuito interno de los vuelos de Delta Airlines. En 2015 lanzó el plan de dieta *Reto 28*, el cual se convirtió en la iniciativa comunitaria más exitosa de Univision.

Sus columnas en *People en Español* se encuentran entre las más leídas en temas de salud. Actualmente maneja su propio centro de Salud, Prevención y Bienestar Cardiovascular en el prestigioso Hospital Mount Sinai de Miami Beach, Florida, donde reside con su esposa y sus tres hijos.

f ⓞ 𝕏 drjuanjr | www.drjuan.net

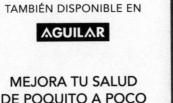
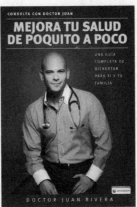